# 保健活動で使える！
# ナッジ

## 押さえておくべき基本と実践例

**髙橋 勇太** NPO 法人 PolicyGarage 副代表理事

**村山 洋史** 東京都健康長寿医療センター研究所 研究副部長

**竹林 正樹** 青森大学社会学部 客員教授

医学書院

**保健活動で使える！ ナッジ**
**―押さえておくべき基本と実践例**

発　行　2023 年 8 月 15 日　第 1 版第 1 刷Ⓒ

著　者　髙橋勇太・村山洋史・竹林正樹

発行者　株式会社　医学書院

　　　　代表取締役　金原　俊

　　　　〒113-8719　東京都文京区本郷 1-28-23

　　　　電話　03-3817-5600（社内案内）

印刷・製本　アイワード

ISBN978-4-260-05123-1

## はじめに

「閉じこもりの高齢者がサロンに参加するには？」「がん検診の受診者を増やすには？」「健康教室の参加者を増やすには？」——これらは保健活動の中で，誰もが感じたことのある課題ではないでしょうか。

これらの課題の解決策の一つとして，世界的に注目されているのが「ナッジ」です。ナッジとは，人の行動を望ましい方向にそっと後押しする手法で，この理論的な背景にあるのが行動経済学です。

行動経済学は，時に面倒なことを先延ばしにしたり，時に忘れてしまったりする，ありのままの人に対して，どうしたら望ましい行動を取ってもらえるのかを研究対象として扱います。ナッジの提唱者，リチャード・セイラーが2017（平成29）年にノーベル経済学賞を受賞したこともあり，ナッジが急激に広まっています。皆様もナッジを耳にする機会が増えたのではないでしょうか。

私がナッジと出会ったのは2018（平成30）年です。ナッジを知れば知るほど保健活動との相性の良さに気付かされました。

保健師は，ゆりかごから墓場までと言われるように，一生のあらゆる場面において，人々の健康に関わります。そして，そのアプローチは，個・集団・地域への支援，施策化などさまざまです。これらの活動に共通するのは，保健活動の重要な柱である「予防」です。予防は一人一人の行動に委ねられていることから，その行動をそっと後押しするナッジを知ることは，予防行動の促進をより効果的に行うことにほかなりません。ナッジは目新しいものばかりでなく，今までも部分的に実践されているものが多くあります。これらの断片的な経験値を科学的にまとめ，実践的なツールとして活用できるところがナッジの特徴です。

本書は，現場の保健師である私（高橋），公衆衛生学の専門家である村山洋史先生，行動経済学の専門家である竹林正樹先生の三人で執筆しました。私たちの思いは，全国で働く約55,600人の保健師のうち一人でも多くがナッジを知ることで，今よりも良い保健活動ができ，その結果一人でも多くの人が幸せに生活できる社会を実現することです。

本書は保健師向けではありますが，医療・保健・福祉の分野に携わる多様な専門職，そして事務職にも役に立つと信じています。それは，どのよ

うな職種であっても，対象は「ありのままの人間」だからです。ナッジは
とてもユニークです。そして，ナッジを学ぶことで，人の特性を深く知る
ことができます。本書を通じて，皆様の日々の仕事が少しでも楽しくなる
ことを願っています。

2023 年 6 月　著者を代表して

髙橋　勇太

---

## 著者紹介

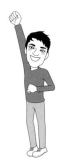

### 髙橋勇太
NPO 法人 PolicyGarage 副代表理事/横浜市行動デザインチーム (YBiT) 代表
自治体保健師

2010 年京都大学医学部保健学科卒業。2018 年聖路加国際大学大学院修
士課程修了。横浜市でナッジの政策応用を推進する横浜市行動デザイン
チーム（YBiT）代表，また，全国へのナッジ等の推進を行う NPO 法人
PolicyGarage 副代表理事。主な著書として，『自治体職員のためのナッジ
入門』〔公職研，2022 年（共著）〕，『ナッジ×ヘルスリテラシー』〔大修
館書店，2022 年（分担執筆）〕など。

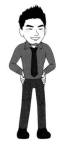

### 村山洋史
東京都健康長寿医療センター研究所社会参加とヘルシーエイジング研究チーム
研究副部長（テーマリーダー）/横浜市行動デザインチーム (YBiT) アドバイザー/保健師

2002 年東京大学医学部健康科学・看護学科卒業。2009 年東京大学大学
院医学系研究科博士課程修了。博士（保健学），公衆衛生学修士。2012 年
日本公衆衛生学会奨励賞，2015 年（公財）長寿科学振興財団長寿科学賞，
2020 年日本疫学会奨励賞など受賞歴多数。公衆衛生学・疫学を専門にし，
自治体との共同研究も多数手掛ける。ナッジの効果評価を得意としている。
主な著書に，『つながりと健康格差』（ポプラ社，2018 年），『ナッジ×ヘ
ルスリテラシー』〔大修館書店，2022 年（編者，分担執筆者）〕など。

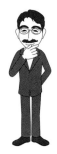

### 竹林正樹
青森大学社会学部 客員教授/株式会社キャンサースキャン 顧問/
青森県立保健大学 客員研究員/横浜市行動デザインチーム (YBiT) アドバイザー

立教大学経済学部卒業。米国 University of Phoenix 大学院（MBA），青
森県立保健大学大学院〔博士（健康科学）〕修了。株式会社キャンサース
キャン顧問，横浜市行動デザインチーム（YBiT）アドバイザー，OZMA
Nudge Social Design Unit アドバイザーなどを通じ，行政や企業のナッジ
戦略を支援する。
代表作は『ナッジ×ヘルスリテラシー』〔大修館書店，2022 年（分担執筆）〕，
『DVD　実践者のナッジ【基本編】』（東京法規出版，2022 年）。

# 目 次

## 第1章
## なぜ，今ナッジなのか？   1

## 第2章
## 意思決定には癖がある   9

第3章
# ナッジを活用するポイントは？　　25

# なぜ，今ナッジなのか？

「ナッジ（Nudge）」の提唱者であるリチャード・セイラーが 2017（平成29）年にノーベル経済学賞を受賞したこともあり，日本でもこの言葉が急激に広まっています。皆さんも研修会や国の通知などで「ナッジ」という言葉を耳にする機会が増えたのではないでしょうか？

筆者らは，ナッジと公衆衛生活動の研究，ナッジを活用した政策の実践を行っています。そうした中で，多くの方から，「ナッジを体系的に理解する場がほしい」「どうやって保健活動に取り入れれば良いのか教えてほしい」との要望をいただいてきました。保健活動にナッジを活かすためには，ナッジの定義と保健活動に取り入れる意義を理解する必要があります。

まず，第 1 章では，ナッジの概要と保健活動に必要な理由について事例を交えながら学んでいきます。

## そもそもナッジとは？

**ナッジ**（Nudge）は，「そっと後押しする」「ヒジで軽く突く」という意味の英語です。

学術的には，「選択を禁じることも，経済的なインセンティブを大きく変えることもなく，人々の行動を予測可能な形で変える選択アーキテクチャー（意思決定する文脈を体系化して整理すること）のあらゆる要素を意味する」と定義されています[1]。本書では，「望ましい行動ができるようにするために，そっと後押しする形で，科学的に"環境"をデザインすること」というニュアンスで用います。

ここで言う"環境"とは，物理的な空間だけでなく，制度の設計なども含めたあらゆる環境を指します。

表1–1　代表的な認知バイアスと具体例

| 認知バイアス | 具体例 |
| --- | --- |
| 目先の小さな欲求を最優先して大切なことを後回しにしてしまう | テストの前日で，勉強をしなければならないのに，テレビを見て過ごしてしまう |
| 不都合に目をつむって自分に都合の良い情報ばかりを集めてしまう | ダイエットをすることは，簡単ではないことを知っていても，すぐに効果が出る方法を探してしまう |
| 自分だけはリスクを避けられると考えて楽観的な行動を取ってしまう | 災害時，避難指示が出ているにもかかわらず，避難しない |

　人は意思決定を行う際，「認識や印象などの一定の癖（**認知バイアス**：詳細は第2章，p.12参照）」に影響されるため，時に不合理な行動を取ることもあります。**表1–1**にいくつか例をあげます。ナッジは，認知バイアスの特性を踏まえ，望ましい行動へと促すアプローチです。

　ナッジのことを「人の行動をいとも簡単に変える，まるで魔法のようなアプローチ」とイメージしている方も多いかもしれません。しかし，ナッジは科学的根拠に裏打ちされた手法です。本書では，ナッジのメリットだけではなく限界や注意事項も紹介しながら，理解を深めていきます。

# 分かっていてもそれができない人を，後押しする

　多くの人は健康の大切さを理解していても，実際にはなかなか実践することができません。その一因として，健康的な行動を「今すぐ」取ったとしても，効果が出るのは「しばらく先」であることが挙げられます。

　このため，本心では健康の重要性は理解していても，認知バイアスが強いと健康行動を先送りしてしまい，そしていざ健康が失われたときに大きな後悔をして苦しむ——こうした失敗や後悔が後を絶ちません。この悲劇を止めるにはどうすれば良いでしょうか？

　すでに健康の意義を理解している場合，さらなる知識の提供にはあまり大きな効果は期待できません。「分かってはいるけど，なかなかできない人」が動きたくなるようなアプローチこそが必要になります。

　多くの研究によって，認知バイアスの種類や特性が明らかになっていま

表 1-2　介入のはしご

| レベル | 介入方法 | 具体例 |
|---|---|---|
| レベル 1 | **選択させない**：選択肢から完全に除去するべく規制する | 違法薬物の禁止 |
| レベル 2 | **選択を制限する**：人々が選ぶことのできる選択肢を制限する | 公共の場での喫煙の禁止 |
| レベル 3 | **逆インセンティブ（しないと損になる；することがデフォルト）により選択を誘導する**：金銭的あるいはその他の逆インセンティブにより，人々をある行動をさせないように影響を行使する | たばこ税の引き上げ |
| レベル 4 | **インセンティブ（すれば得になる；しないことがデフォルト）により選択を誘導する**：金銭的あるいはその他のインセンティブにより，人々にある行動をさせるように影響を行使する | |
| レベル 5 | **デフォルトを変えることによって選択を誘導する**：より健康な選択肢をデフォルトとして，人々がそれを選択しやすいようにする | セットのサイドディッシュとしてサラダをデフォルトにする |
| レベル 6 | **選択を可能とする**：選択を可能とするよう環境を整えるなど | 無料の禁煙プログラムの提供，メニューのカロリー表示 |
| レベル 7 | **情報を提供する**：教育，啓発普及 | 健康教育 |
| レベル 8 | **何もせずに現状をモニターする** | |

〔大島明：たばこ対策におけるナッジ（Nudge）の採用とその限界. 保健の科学, 55（5）：321-325, 2013 を一部改変.〕

す[2]。こうした知見に基づき，認知バイアスの影響を最小限にしたり，時にはバイアスの特性を逆手に取ったりすることによって，健康行動を促す仕掛けがナッジです。

# ナッジで「介入のはしご」がつながる

## 「介入のはしご」におけるナッジの位置付け

　表 1-2 は，働きかけ（介入）のレベルを表した「**介入のはしご**」です[3]。レベルの数字が小さいほど強い介入であることを示します。一番弱いレベル 8 は何もしない，いわば本人の自由意思に任せた「無介入」の

状態です。その上のレベル7は健康教育などの情報提供による介入，レベル6は望ましい選択肢を提示することによって，人を動かそうとする介入です。これまでの保健活動は，レベル1〜4の強い介入もありましたが，レベル6「選択を可能とする」やレベル7「情報を提供する」が大半を占めていました。

　ナッジは，この「介入のはしご」のうち，レベル5「デフォルト（初期設定）を変えることによって選択を誘導する」に相当します。「誘導する」と書くと聞こえは悪いですが，人々が望ましい選択をしやすいようにデザインするという趣旨です。

　　ナッジの定義はさまざまで，「介入のはしご」におけるレベル5（狭義のナッジ）だけではなく，レベル3（逆インセンティブ）やレベル4（インセンティブ）の一部，あるいはレベル6（選択を可能とする）やレベル7（情報を提供する）を含める考え方もあります。この章では，分かりやすくするために，レベル5にあたる狭義のナッジについて述べます。

## ナッジによる介入のポイント

　ナッジによる介入のポイントは，「本人の選択の自由を確保した上で，より良い選択を促す仕組みであること」です[4]。

　表1-2のレベル5の例にあるように，ファストフードのセットに付いてくるサイドディッシュのデフォルトを，「フライドポテトに変えてほしい」と申し出ない限りサラダが出てくるようにすれば，サラダを食べる人は増えるでしょう。

　ただし，ここで，フライドポテトを選ぶことを禁止すると消費者の選択権を奪ってしまうことになります。それでは，「本人の選択の自由を確保した上で」というナッジによる介入のポイントを満たさなくなるため，フライドポテトも選択可能な状態としています。ここがナッジの肝です。

　東京都足立区では，野菜から食べる「ベジ・ファースト」を進めるためにデフォルトによるナッジを活用しています［事例1］。

　このように，ナッジは選択の自由を確保しつつ，分かっているけど望ましい行動がなかなかできない人をそっとサポートする手段と言えます。

### ベジ・ファーストをデフォルトに

　血糖値の上昇を抑えるポイントとして，食べる順番を野菜から
にすることが推奨されています。例えば，足立区の事業に協力し
ている焼き鳥店では，お通しを野菜にし，一度に肉の串焼きと野
菜の串焼きが注文された場合には，注文時に要望がない限り野菜
の串焼きを先に出しています。多くの人は目の前にあるものから
順に食べていく習性があるため，意識しなくても自然に野菜から
食べていくようなナッジになっています。

# ナッジ活用のメリット

　なぜ今ナッジなのでしょうか？　ナッジを使うことで得られるメリット
という観点から整理します。

## 行動変容へのアプローチの幅が広がる

　前述の通り，これまでの保健活動では，対象者に知識や情報を提供した
り，行動変容のきっかけとなる機会を伝えたり，あるいは，健康につなが
る行動に対してインセンティブを付けたりしてきました。ナッジを使える
ようになると，介入の全てのレベルを網羅することができ，選択肢が一気
に広がります。

　国内外でナッジの体系的なツールや実践者向けマニュアルが整理されて
います。それらを活用することで，体系的に学習することができます。

## エビデンスに基づく政策立案とマッチしている

　多くのナッジは，科学的根拠に基づくものです。近年，科学的根拠に基
づく政策立案（Evidence-Based Policy Making：EBPM)が求められ[5]，ナッジは
この潮流に合致していると言えます。

加えて，費用対効果が高いこと（英国では約22倍*の費用対効果の実績[6]）も
あり，政府がナッジを推進し[7]，全国の自治体でもナッジ活用が広がって
きています。そのため，上司や財政部局からの理解も比較的得られやすい
でしょう。

　　EBPMとは，これまで重視されてきた慣例，経験，勘ば
かりに頼るのではなく，エビデンスに基づいて客観性・再
現性の高い政策の企画立案を行うことです。

## ┃ 日々の仕事が充実し，楽しくなる

　ナッジの事例の幅は広く，楽しくユーモアあふれる実践も多く含まれま
す。そのため，ナッジを考えること自体，とてもワクワクする作業です。
筆者らが実施してきた職員向けナッジ研修のアンケートでは，「仕事自体
への向き合い方が変わった」という意見が多く，また，YBiT［コラム1］
を紹介した大学生向け講義のアンケートでは，「公務員になって，ぜひ，
実践に取り入れてみたいと思った」という意見が多く見られました。

　ナッジを実践していくことで，社会課題を費用対効果の高い形で解決し
ていけると期待できます。自分が提案した事業が認められて，成果を上げ
ることは，大きな自信になり，そして組織や社会に対する貢献になります。

# 公衆衛生行政におけるナッジの可能性

　ナッジを行政の文脈で理解するなら，「科学的知見を活用し，規制や補
助金などに大きく頼ることなく，ターゲットとなる人が望ましい行動をで
きるようサポートする手法」と表現できます。

　公衆衛生は，健康を取り巻く人々の意思決定や行動に着目する分野で
す。一方，予算や人員が削減傾向にある中，山積する課題に対応するには

---

*この計算には，デフォルト以外の広義のナッジも含めています。

# YBiT とは

　横浜市行動デザインチーム「Yokohama Behavioral insights and De-sign Team」〔以下，YBiT（ワイビット）〕の略称です。YBiT は，2019（平成31）年2月に設立された横浜市役所の有志職員や外部の専門家からなる日本初の地方自治体のナッジ・ユニット（ナッジ推進のためのチーム）です。ナッジを横浜市役所内に浸透させ，政策の質や市民サービスの向上を目指すことを目的としています。毎月研究会を開催し，ほかの自治体職員や研究者なども交えてナッジに関する知見や事例を共有し，全国へのナッジの普及を進めています。筆者の髙橋，村山，竹林は YBiT のメンバーです。

　YBiT は2019年12月に，環境大臣からナッジ普及の推進役である「ナッジアンバサダー」に任命されました。活動の詳細は，ぜひ YBiT の Web ページをご覧ください（下記，QR コードより）。

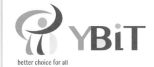

（https://ybit.jp）

活動の詳細を紹介しています。定例研究会などにご関心のある方は，問い合わせフォームにてご連絡ください。

　新たなアプローチが求められます。ナッジは，予防接種や健診・検診の受診行動，禁煙や運動などの保健行動，感染症予防行動など，あらゆる公衆衛生に関する施策に応用できる可能性があります。

　最近では，健康格差対策として，いかに健康無関心層に介入するかが大きなトピックとなっています。既存の健康教育だけではなかなかうまくいかなかった健康無関心層への介入も，ナッジを組み合わせることで，効果が期待できます。

# 現場にこそナッジを

　現場の保健師は，個人から集団までさまざまなレベルで対象に関わり，相手の意思や行動を望ましい方向に導くための支援を行っています。その中で，「正しい知識や将来のリスクをしっかり説明しても，相手はなかなか行動を変えない」と感じる場面があるのではないでしょうか。人は分かっていても，必ずしも正しい行動が取れるわけではありません。

　そんなときこそ，ナッジを取り入れることが有効であり，そのスキルを身に付けることが，現場の専門職に期待されています。本書を通じて，保健活動における課題に対して，ナッジを活用した解決の糸口を一緒に考えていきましょう。

> ### 第 1 章 の ま と め ～ナッジTips～

- ● **ナッジとは，科学的知見を活用し，規制や補助金に頼ることなく，ターゲットとなる人が望ましい行動をできるようサポートする手法で，人の意思決定の癖（認知バイアス）を踏まえた行動変容アプローチである。**
- ● **ナッジは，現場や保健活動との相性が良く，保健活動の幅を広げることができる。**

文献
1) リチャード・セイラー，キャス・サンスティーン（著），2009/遠藤真美（訳）：実践行動経済学．日経BP，2009.
2) ダニエル・カーネマン（著），2012/村井章子（訳）：ファスト&スロー．早川書房，2014.
3) 大島明：社会としてすべきことを実現するための戦略　たばこ対策におけるナッジ（Nudge）の採用と限界．保健の科学，55：321-325，2013.
4) 大竹文雄・平井啓編：医療現場の行動経済学．東洋経済新報社，2018.
5) 関沢洋一：EBPMとは何か?．RIETI EBPM Report，2018.
https://www.rieti.go.jp/jp/special/ebpm_report/002.html（2023年7月20日確認）
6) Apolitical: These 10 governments are leading the world in behavioural science. 2019.
https://apolitical.co/en/solution_article/these-10-governments-are-leading-the-world-in-behavioural-science（2023年7月20日確認）
7) 厚生労働省：受診率向上施策ハンドブック（第2版）．2019.
https://www.mhlw.go.jp/stf/newpage_04373.html（2023年7月20日確認）

# 意思決定には癖がある

第 2 章では，人の脳の直感と理性の関係と，意思決定の癖である認知バイアスの特性を学んでいきます。これらのメカニズムを踏まえることで，どのように保健活動に活かせるのかを学んでいきます。

## 直感に訴える健康情報

がん検診の受診勧奨の手紙では，受診の有無による死亡率の違いや受診のメリットといった詳細な情報まで掲載していることが多いです。そして，その前提として，作る側は「相手はちゃんと手紙を読み，がん検診の大切さを理解し，受診するはず」と信じているのではないでしょうか？しかし，実際には大半のがん検診受診率は 5 割未満です。受診勧奨の手紙で正しい情報を発信したのに，なぜ多くの人は受診しないのでしょうか？

その一因に，対象者の理想像と現実との乖離（かいり）が考えられます。私たちは，がん検診の対象者のことを「郵便物を速やかに開け，通知に載っている詳細な情報を漏らすことなく目を通す」，そして「高いリテラシーを持ち，内容を間違いなく理解し，理性的な意思決定をする」といった完璧な人物像を想定している可能性があります。

しかし，現実には，そもそも開封さえしない人も多くいます。また，通知文を読んだとしても，「自分はがんにならない」「別に今じゃなくても大丈夫」と楽観視し，受診を先送りする人もいます。現実の対象者は，詳細な情報があっても十分な検討をせずに，直感的に判断をすることが多いのです。だからこそ，直感的に判断をする人の特性を踏まえた介入が必要になります。

そのために，まずは脳の「直感」と「理性」のメカニズムから学んでいきます。

# 2つの思考モード
# 「直感的で速い思考」と「理性的で遅い思考」

　人には，2つの思考モードが備わっています。システム1と呼ばれる「直感的で速い思考」と，システム2と呼ばれる「理性的で遅い思考」の2つです[1]（図2-1）。

　**システム1**は，日常的な事案を経験や勘に基づいて瞬間的に判断する思考モードです。比較的多くの情報に対応できますが，意思決定の癖である**認知バイアス**が生まれやすくなります。

　**システム2**は，複雑な事柄に対し，理性に基づきゆっくりと熟慮的に判断する思考モードです。自制（セルフコントロール）を司る役割があります。システム2の発動には多大なエネルギーを要するため，普段は活動をセーブし，エネルギーが枯渇すると作動しなくなります。

　そのため，脳は本能的にシステム2による負荷をできるだけ小さくし，大半の意思決定はシステム1主体でスピーディーに行うようになっ

　システム1と2は，ほかにも「自動システム」と「熟慮システム」，「ホットシステム」と「クールシステム」，「経験的システム」と「合理的システム」などの呼び名があります。

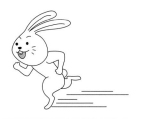
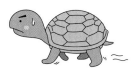

| システム1 | システム2 |
|---|---|
| ●直感に基づく判断 | ●理性に基づく判断 |
| ●瞬間的，速い | ●熟慮的，遅い |
| ●深く考えない | ●論理的に考える |
| ●認知バイアスが潜んでいる | ●疲れると作動しにくい |

図2-1　システム1とシステム2の特徴

ています。しかし，システム 1 による判断は，認知バイアスによる影響を受けやすく，不合理な判断になることもあります［**コラム 2**］。

## システム 1 の特徴

　システム 1 が間違った判断を下す例として，「チェッカーシャドー錯視」を紹介します。図を順に見ていきます。最初は A のほうが濃く見えますが，縦線を加えるにつれ，A と B が同じ色だと分かります。

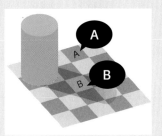

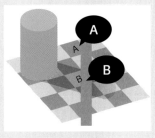

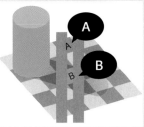

　ここで，最初のイラストを再度見ると，やはり A が濃く見えませんか？システム 1 の自動的な思考は，なかなか止めることができないものです。

# 認知バイアスの特性

多くの研究によって，認知バイアスの特性が明らかになってきました。本書では，公衆衛生分野と関係が深い認知バイアスに特化して紹介します（表 2-1）。

## ❶損失を嫌う（損失回避バイアス）

「1000 円もらってから 500 円失くした」場合と，「500 円だけもらった」場合では，多くの人は後者をうれしく感じます。結果的には両方とも 500 円を得ているのに，なぜ前者に喜びを感じにくいのでしょうか？

これには，「**損失回避バイアス**（損失を過大に恐れる傾向）」が関係しています。得る喜びに比べ，失うショックは 2 倍以上であり[2]，同じ 500 円を

表 2-1　**公衆衛生分野と関係が深い認知バイアス**

| バイアス | 概要 |
|---|---|
| ❶損失回避バイアス | 「利得を生じた場合の価値の増え方」よりも「損失が生じた場合の価値の減り方」を大きく感じる傾向 |
| ❷現状維持バイアス | 現状を変更する方が望ましい場合でも，現状の維持を好む傾向 |
| ❸現在バイアス | 計画を立てても，実行時には現在の楽しみを優先し，行動を先延ばしにしてしまう傾向 |
| ❹ヒューリスティクス | 対象を象徴する特徴やこれまでの経験や身近な情報，即座に思い浮かぶ知識を基に意思決定する傾向 |
| ❺情報・選択過剰負荷 | 情報や選択肢が多すぎると意思決定が難しくなる傾向 |
| ❻投影バイアス | 現在の状況を将来に過度に投影してしまい，未来を正しく予測できない傾向 |
| ❼確証バイアス | 自分に都合の良い情報ばかりを集め，反証する情報を無視したり，集めなかったりする傾向 |
| ❽正常性バイアス | 予想外の事態でも，正常の範囲だと楽観的に判断してしまう傾向 |
| ❾楽観性バイアス | 自分だけは例外と楽観視する傾向 |
| ❿同調バイアス | 他人と同じ行動をしたくなる傾向 |

得るという結果でも，「1000円もらってから500円失くした」場合に喜びを感じにくかったのです。

## ❷現状維持を好む（現状維持バイアス）

大半の人は，多かれ少なかれ健康の大切さは理解しています。しかし，現状の生活習慣を変えるのはエネルギーが必要なことです。

そのため，人はつい「今の生活習慣もそんなに悪くない」と，現在の状態に愛着を感じる傾向があります。特に，行動変容を面倒（＝損失）と考える人は，❶の「損失回避バイアス」が強く働くことから，ますます行動変容が遠ざかります。

このように「現状から変わりたくない」と考える心理傾向を，「**現状維持バイアス**」と呼びます。現状維持バイアスが強い人が，行動変容を嫌うことは，想像に難くないでしょう。

## ❸現在の快楽を重視する（現在バイアス）

将来の重要なことよりも，目の前にある快楽を重視する傾向を「**現在バイアス**」と呼びます。

「今，ジャンクフードを食べる喜び」と，「将来，生活習慣病にかかることの深刻さ」を天秤にかけると，多くの人は後者のほうが重大だと答えます。しかし，実際に目の前にジャンクフードを置かれたら，直感的にジャンクフードに手を伸ばす人も多いです。客観的に考えればどちらが重大かは明白であっても，システム1は目の前の誘惑に反応し，判断が歪められてしまうのです。

このように現在バイアスが強いと，現在の小さな満足と引き換えに，将来の大きなリスクを招く事態が起こり得ます。

特に健康づくりは，意思決定するタイミングと効果が出現するタイミングにズレがある「異時点間の選択」であるため，総じて現在バイアスの影響を受けやすい傾向があります。

## ❹手近なヒントに頼ってしまう（ヒューリスティクス）

現代に生きる私たちは，パソコンやスマートフォンを使えばたくさんの情報が入手できます。しかし，意思決定のたびに，膨大な情報を集め，吟

味し，総合的に判断を行うことは，かなりの時間と労力が必要です。皆さんも電化製品を選ぶ際に，全商品の価格やスペックを入念に調べ上げ比較検討するのが面倒になり，結局は「インターネットでの評判が良かったから」「友達がSNSでシェアしていたから」という理由で決めてしまった経験があるのではないでしょうか？

　このように，身近な情報やとっさに思いつく情報を基に意思決定を行いたくなる認知バイアスを「**ヒューリスティクス**」と呼びます。確かに，経験則による問題解決として，ヒューリスティクスが有益な場面もあります。しかし，「見慣れないけれども重要な情報」を却下する傾向があるため，本当に正しい判断にはならない危うさも秘めています。

　ここでは，2つのヒューリスティクスを紹介します。

　ヒューリスティクスと認知バイアスは別物という考え方もありますが，保健活動の観点からは，ヒューリスティクスを認知バイアスの一種として理解しておいても問題はないと思います。

### 代表性ヒューリスティクス

　私たちが日々行っている直感的な判断は，本当に正しいものなのでしょうか？　次の問題から考えてみます。

**Q**　T君は論理的で，読書が好きな21歳の青年です。小さい頃から人の命を助けることに興味を持ち，勉強熱心で親の期待にも応え，今では他学部の学生からも一目置かれています。今日も夜遅くまで論文を読んでいます。

　　さて，T君は次のAとB，どちらの可能性が高いでしょうか？

**A**　大学生
**B**　医学部の学生

　T君は典型的な医学部の学生のイメージと重なるため，直感的にはBを選びたくなります。しかし，論理的に考えれば，BはAに内包されるため（図2-2），Aである可能性のほうが高いのです。このように，対象

図 2-2 　A 大学生と B 医学部の学生との関係

を象徴する一部の特徴だけで判断する傾向を「**代表性ヒューリスティク
ス**」と呼びます。代表性ヒューリスティクスが働くと，たとえ別の選択肢
の確率が高くても，それを排除してしまう傾向にあります。


### 利用可能性ヒューリスティクス

　思い浮かびやすく，入手しやすい情報に頼って判断する傾向を，「**利用可
能性ヒューリスティクス**」と呼び，これも合理的行動の阻害要因になるこ
とがあります。

　子宮頸がんなどの発生に関わるヒトパピローマウイルス（HPV）感染症を
防ぐ HPV ワクチンを事例に考えます。「HPV ワクチンを受けた少女が体
調を崩した」というセンセーショナルなニュースは繰り返し報道される傾向
にあります。一方，「ワクチンを接種しなかったために毎年たくさんの人が
子宮頸がんで亡くなっている」という事実はあまり取り上げられません。本
来なら，ワクチンによる副作用のリスクと子宮頸がん予防のベネフィットを
天秤にかけ，客観的事実に基づいて接種の是非について判断するべきです。

　しかし，多くの人は，身近に流れてくるニュースの内容だけで，直感的
に「ワクチンを接種しないほうが良いのでは」と HPV ワクチン接種に不
安を抱いてしまうこともあります。このように，利用可能性ヒューリス
ティクスが作用すると，偏った意思決定になってしまう可能性があります。

> エビデンスやエピソードは，どちらも意思決定の上で重
> 要な要素ですが，人はエピソードを過剰に重視することが
> あります。一度立ち止まって「ヒューリスティクスが強く
> なっているかも」と疑ってみても良いかもしれません。

## ❺大量の情報がベストとは限らない（情報・選択過剰負荷）

　私たちは，できる限り多くの情報や選択肢を提示することが対象者にとって親切なことだと考えたくなります。しかし，本当にそうでしょうか？　次の実験を見てみます。

　**試食用として6種類のジャムを並べたコーナーAと，24種類のジャムがあるコーナーBがある。どちらのコーナーにも多くの試食者が訪れたが，試食者のうち実際にジャムを購入した人の割合は，コーナーAでは30％，コーナーBでは3％だった**[3]。

　コーナーBでは大量の選択肢を目にしたことで，試食者は意思決定が難しくなった一方，コーナーAでは選択肢が少ないことで，購入の意思決定がスムーズに行われたようです。

　ここでは，情報や選択肢が多すぎると意思決定を行いにくくなるという**「情報・選択過剰負荷」**が見られます。

　このように，たくさんの情報や選択肢を提示することが，常に良い方向に作用するとは限りません。対象者は，情報・選択過剰負荷によって，本当に必要なものがうまく選べないという状況に陥っているかもしれません。

## ❻今のままが続くと考えてしまう（投影バイアス）

　「いつかやろう」と思っていることでも，「これまでも大丈夫だったので，これからも大丈夫」と，過去の経験を投影する心理が働くと，どうしても行動が後回しになってしまいます。これを，**「投影バイアス」**と呼びます。

## ❼自分に都合の良い情報ばかりを集めてしまう（確証バイアス）

　人は無意識のうちに，自分に都合の良い情報ばかりを集めたがり，それに反する情報を軽視する傾向があります。これを**「確証バイアス」**と呼びます。

　喫煙による健康被害や社会保障費への負担に関する信頼性の高い情報があるにもかかわらず，喫煙者は「たばこは実は健康に悪くない」「たばこ税で社会に貢献している」という情報に注目しがちです。これは，確証バ

イアスが強くなっていると言えそうです。

確証バイアスの強い対象者は，往々にして自分の解釈は正しいと思っています。そのため，そのような相手に正論を説得的に伝えても，反発される可能性が高いです。

## ❽非常時でも正常時と変わらないと考えてしまう（正常性バイアス）

予想外の事態でも，正常の範囲だと考えてしまう傾向を「**正常性バイアス**」と呼びます。例えば，災害時に「洪水が迫っています。今すぐ避難してください」と指示が出ているにもかかわらず，「多分大丈夫だろう。もう少し様子を見てみよう」という行動に出てしまうのは，正常性バイアスの影響によるものです。

また，がん検診で異常値が出たのに，本人が「もう少し経過観察してみます」と言った場合には，正常性バイアスが働いている可能性があります。

## ❾「自分は例外」と楽観視してしまう（楽観性バイアス）

正常性バイアスと似た心理傾向に，「自分だけは大丈夫」と根拠なく楽観視してしまう「**楽観性バイアス**」があります。

疫学的には，生活習慣が悪いと生活習慣病の発生確率は高まります。楽観性バイアスが強い人は，このリスクを低く見積もるため，必要な対策を提案されても断ってしまう傾向があります。

## ❿人と同じ行動をしたくなる（同調バイアス）

人は社会的な存在であり，他人の行動が気になるものです。そして，集団の中で一人だけ別の行動をするよりは，皆と同じ行動をする方が楽です。このように，他人と同じ行動をしたくなる心理を「**同調バイアス**」と呼びます。

「全員が喫煙者である職場で，一人だけ禁煙しようとするのは難しい」というのも，同調バイアスが作用している可能性があります。

# 認知バイアスは必ずしも悪者ではない

　ここまで，認知バイアスの悪い面に焦点を当てて説明してきたので，「認知バイアスなんてない方が良いのではないか」と思われたかもしれません。しかし一方で，認知バイアスは生きる上で必要であり，そして人生を豊かにする側面もあります。

　例えば，大昔，集団で狩猟をして食糧を得ていた時代には，同調バイアスが弱い人は，集団行動ができずに食糧にありつけなかったかもしれません。また，現代であっても，確証バイアスがあるからこそ，人は盲目的になり，誰かと恋に落ちたり，物事に夢中になれたりするのです。

　問題なのは，「望ましくないタイミング」で「望ましくない方向」に認知や判断が歪んでしまうことです。公衆衛生的には，認知や判断の歪みの結果として，健康が損なわれてしまうことが問題になります。そのため，認知バイアスとの上手な付き合い方が求められます。

　伝統的な経済学の理論には，「人は常に自分の利益を優先し，そのための合理的な行動を取る」という前提で作られているものが多くあります。しかし，現実の人々は必ずしもそうではありません。どれだけ合理的に物事を捉えているように見える人でも，疲れているときや余裕がないときには不合理な行動を取ることもあります。また，常に自分の利益だけを考えるのではなく，時に人のために行動することもあります。

　伝統的な経済学の理論では，こうした行動は説明できませんでしたが，認知バイアスの特性が明らかになり，「このタイミングでこの刺激を受けたら，こう反応する」と解明され，行動もある程度予測できるようになりました。これにより，**「行動の促進要因となる認知バイアスを味方に付け，阻害要因の認知バイアスにブレーキをかけることで，望ましい行動を促す」**といった設計ができるようになりました。この設計が，ナッジです。

　ナッジは「選択を禁じることも，経済的インセンティブを大きく変えることもなく，人々の行動を予測可能な形で変える選択アーキテクチャーのあらゆる要素を意味する」と定義されています。認知バイアスには一定のパターンがあるため，高い確率で「人々の行動を予測し，望ましい方向に導く」ことができるのです。

# 認知バイアスを踏まえた介入がナッジ

　ここまで，公衆衛生分野で押さえておくべき認知バイアスを紹介してきました。ここで，この認知バイアスを踏まえたナッジを2つ紹介します。

## ❶シートベルト装着促進のナッジ

　アメリカのある州の知事は大変優秀で，常に合理的な判断を下すと評判の人でした。しかし，車に乗るときに運転手がシートベルトを装着するように依頼されても，決してシートベルトを締めませんでした。そのため，知事の乗った車が事故に遭った際，助手席の知事は瀕死の重傷を負いました。

　知事は，シートベルトの必要性を理解していなかったわけがありません。おそらく「シートベルトくらい締めなくても大したことはない（楽観性バイアス）」「今まで大丈夫だったから，今日も大丈夫だろう（投影バイアス）」といった直感的判断が「シートベルトを締めた方が安全」という理性的な判断よりも勝っていたのでしょう。

　このような悲劇を繰り返さないために，最近の車の多くにはシートベルトが未装着だと警告音が鳴る装置が標準装備されています。これは，耳障りな音を鳴らすことで，未装着に気付かせる**フィードバックナッジ**と，「警告音が煩わしい」という心理に訴求した**損失回避ナッジ**が初期設定（**デフォルトナッジ**）として設計されています。この仕組みもあり，現在の日本の一般道でのシートベルト装着率は，運転席99.1％，助手席96.7％となっています[4]。

## ❷がん検診の勧奨にナッジを活かす

　日本ではがんによる年間死亡者数は，交通事故死亡者数の130倍以上です〔がん37万8385人，交通事故2839人：ともに2020（令和2）年〕[5, 6]。がんでの死亡者数が多いにもかかわらず，ほとんどのがん検診の受診率は50％に満たない状況です。

　がんに関する啓発活動は広く実施され，がん検診は無料または低額で受診することができます。つまり，情報提供も金銭的インセンティブも与え

られているのです。それでも行動につながらない場合，ナッジを試す価値
があります。

　何度も繰り返し接すると，次第に良い感情が生まれる傾向があります
（**単純接触効果**）。これを利用した福岡県福岡市の受診促進事例を見てみます
［**事例 2**］。

---

**事例2**

### トイレットペーパーホルダーを活用した大腸がん検診の啓発

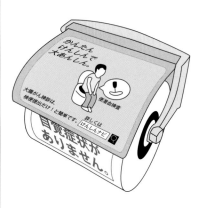

　福岡市では，トイレットペーパーホルダーに貼付する大腸がん検診の告知ステッカーや啓発メッセージが書かれたトイレットペーパーを市内の事業所に配布しました。

　「トイレで手持無沙汰なときに，このメッセージが目に入ることで生じる単純接触効果」と，「便に向き合う瞬間に，検便の告知をするというタイムリー性」によって，受診促進効果が期待されます。

---

# 読者からの質問コーナー①

## 1. 成果の上がる打ち合わせをするには?

　来年度から実施予定の新規事業について，各地区の担当保健師を交えて打ち合わせを行いました。しかし，各保健師は課題の洗い出しや今後の方針のアイデアを事前に考えてきていなかったため，打ち合わせでほとんど意見が出ず，決定に至りませんでした。

**Q** 実のある意見交換ができるように，事前準備をして打ち合わせに臨んでもらうには，どうしたら良いのでしょうか?

**A** 打ち合わせ日時が決まった時点で，事前準備をする時間を確保し，その時間は必ず準備に充てることを約束事にしてはいかがでしょうか?

　　これは「今やらなくても何とかなる」「直前になったら急にやる気が出るだろう」といった，認知バイアス的思考を抑制する「**コミットメント**」と呼ばれるナッジです。

**Q** 打ち合わせはいつ行えば良いのでしょうか?

**A** 実効性ある打ち合わせをするのは，参加者が「ほかの仕事を片付けたい」「面倒」といった目先のことにとらわれず，次年度の新規事業という将来の利益を考える作業に意識を向けやすいタイミングが良いでしょう。

　　そのためには，システム2が発動しやすい時間帯を選ぶ必要があります。一般的にシステム2は疲れたときには作用しにくくなるため，朝一番といった疲れの少ない時間帯に行うことが望ましいです。

　　また，打ち合わせの途中で疲弊しないためにも，説明や資料をシンプルにすることが重要です。

**Q** 打ち合わせがダラダラしてしまわないためにはどうしたら良いのでしょうか?

**A** 打ち合わせに参加する職員の人件費を計算し〔例：4000（円/時）×5（人）×1.5（時間）＝3万円〕，参加者に「この時間で意見が集

約できなければ，もう1回打ち合わせをすることになる。そうなると，組織には3万円の損失が発生する」と最初に共有するのはいかがでしょうか？

打ち合わせに要するコストを可視化することで，損失回避バイアスを刺激できそうです。

## 2. 高齢者向けの「通いの場」への参加者を増やすには?

国の推進する地域包括ケアシステムの中で，高齢者が身近に集まることのできる住民主体の「通いの場」が求められていますが，「参加者が増えない」「参加者層の広がりが見られない」といった課題があります。

**Q** 参加を阻害する認知バイアスには，どのようなものが考えられますか？

**A** 対象者の中には，「新しく参加してみよう」という将来に向けた気持ちが強い人よりも，「新しい所に参加するのはちょっと…。今の生活リズムを崩したくない」といった現在バイアスや現状維持バイアスが強い人も多いのではないでしょうか？

さらに，新型コロナウイルス感染症（COVID-19）などの感染症の流行によって，社会不安が高まっている中，情報を得る先がワイドショーやインターネット中心になると，「人が集まる場所では感染しやすい」などのヒューリスティクスや確証バイアスが生じやすくなり，結果的に「わが家でじっとしているのが一番」という結論になってしまう可能性があります。

**Q** 多くの人に「通いの場」への関心を持ってもらうための方法はありますか？

**A** 現在バイアスが強い場合，将来の良好な状態の価値（メリット）を相対的に過小評価し，現時点で発生する手間（デメリット）を過大評価する傾向が見られます。

例えば，現在のデメリットを減らすには，「利用開始」までの行動を「通いの場の一覧から行く場を選ぶ→行く日を決める→当日行く」と細かく提示し，「まずは行く場所だけでも選んでみま

せんか？」とゴールを小さく設定することがお勧めです。

　ヒューリスティクスや確証バイアスが強い場合には，「チラシに利用者の声を載せる」「参加者数の推移を記載する」「医師からの推薦の言葉を載せる」などのナッジが効果的です。

## 第 2 章のまとめ 〜ナッジTips〜

- 現実の人間は，必ずしも完璧ではなく，時に不合理な行動もする。
- 認知バイアスを理解することで，人の行動を予測できる確率が高まる。
- 認知バイアスを踏まえ，介入の設計を行うことがナッジである。

文献
1）　ダニエル・カーネマン（著），2012/村井章子（訳）：ファスト&スロー．pp39-59，早川書房，2014.
2）　Kahneman, D., Knetsch, JL., Thaler, RH.: Anomalies: The endowment effect, loss aversion, and status quo bias. J Econ Perspect, 5(1): 193-206, 1991.
3）　Iyengar, SS., Lepper, MR: Can one desire too much of a good thing? Journal of Personality and Psychology, 79(6): 995-1006, 2000.
4）　警察庁：シートベルトの着用状況について．2022. https://www.npa.go.jp/news/release/2022/npa_jaf_research03.pdf（2023 年 7 月 20 日確認）
5）　国立がん研究センター：最新がん統計．https://ganjoho.jp/reg_stat/statistics/stat/summary.html（2023 年 7 月 20 日確認）
6）　警察庁：安全・快適な交通の確保に関する統計等．https://www.npa.go.jp/publications/statistics/koutsuu/toukeihyo.html（2023 年 7 月 20 日確認）

# ナッジを活用する
# ポイントは？

　第 2 章では，人の意思決定の癖である認知バイアスを学びました。認知バイアスの特徴を理解すると，人の行動を予測できる確率が高まり，効果的な保健活動につながります。
　第 3 章では，どうすれば効果的な保健活動を計画・実施できるかに焦点を当て，ナッジ実践の枠組みである EAST について学んでいきます。

## ナッジ実践の枠組み，EAST

　**EAST**[1] は，英国のナッジ・ユニットである The Behavioral Insights Team（BIT）で開発されたナッジを実践する際に役立つ枠組み（ツール）で，「**Easy（簡単に）**」「**Attractive（印象的に）**」「**Social（社会的に）**」「**Timely（タイムリーに）**」の頭文字を取ったものです[*]。**図 3-1** に示すように，これらの 4 つの分野と具体的なポイントが合計 11 項目示されています。

　EAST は，行動科学をはじめとするさまざまな領域の研究成果に基づき，実務者向けにトライアルを重ねて開発され，多くの人が持つ認知バイアスに対応しているため，汎用性が高く，世界各国で活用されています。

　日本でも，厚生労働省が『受診率向上施策ハンドブック（第 2 版）』[2] で EAST を推奨しており，しっかりと理解・活用することで，ナッジの利いた保健活動へと大きく前進できます。

---

[*]EAST は商標登録されており，YBiT が BIT の承諾を得て翻訳・アレンジし公開している。また，EAST のポイントにおける表現の一部は YBiT 翻訳版をもとに，筆者らが改変している。

| Easy<br>（簡単に） | E-1 | デフォルト機能を活用する |
| | E-2 | 面倒な要因を減少させる |
| | E-3 | メッセージを単純化する |

| Attractive<br>（印象的に） | A-1 | 関心を引く |
| | A-2 | 動機付け設計を行う |

| Social<br>（社会的に） | S-1 | 社会規範を示す |
| | S-2 | つながりを活用する |
| | S-3 | コミットメントを促す |

| Timely<br>（タイムリーに） | T-1 | タイミングを見極める |
| | T-2 | 現在バイアスを踏まえる |
| | T-3 | 事前に対処行動を決めるよう促す |

**図 3-1　EAST の 4 分野，11 項目のポイント**

　YBiT の Web ページ（第 1 章，p.7 参照）で，EAST 説明資料，EAST チェックリスト，EAST 活用ガイドを公開しています。これは YBiT が英国の BIT の承諾を得て翻訳・アレンジしたものです。

　また，『受診率向上施策ハンドブック（第 2 版）』[2)] は，全国の自治体がナッジを活用し，がん検診受診率が向上した好事例を集めたものです。EAST に沿ってまとめられ，ナッジを体系的に学ぶのに適しています。左下の QR コードから厚生労働省の Web ページにて閲覧できます。

　『ナッジを応用した健康づくりガイドブック』（帝京大学大学院公衆衛生学研究科）は，「食行動・食生活支援編」「運動・身体活動支援編」「健診・保健指導編」「喫煙対策編」の 4 部で，ナッジの基本や応用事例が紹介され，とても役立ちます。右下の QR コードから帝京大学大学院公衆衛生学研究科の「Nudge for Health」の Web ページにて閲覧できます。

 受診率向上施策ハンドブック（第 2 版）（https://www.mhlw.go.jp/stf/newpage_04373.html）

 Nudge for Health（https://www.nudge-for-health.jp/2023/01/news197/）

# Easy（簡単に）

　Easy は，内容や手続きを簡単・シンプルにすることです。EAST を開発した英国の行動インサイトチーム（BIT）では，Easy の重要性を強調しています。なぜシンプルさが重要なのでしょうか？

　人の脳には，システム 1（直感的思考）とシステム 2（理性的思考）があります（第 2 章，p.10 参照）。システム 1 は，情報が多過ぎたり手順が複雑だったりするのを面倒と感じます。これは行動の阻害要因となります。このため，これらを除去しシンプル化することで，望ましい意思決定がしやすくなります。

　望ましい意思決定には，システム 2 も重要です。しかし，システム 2 を機能させるのには，多大なエネルギーを要します。内容や手続きをシンプルにすることで，情報や手順を理解する労力を軽減でき，システム 2 を使うための余力を作ることができるのです。

　Easy のポイント（表 3-1）と活用方法を解説していきます。

表 3-1　Easy の 3 つのポイントとチェックリスト

| E-1 | ☐ | **デフォルト機能を活用する**<br>行動を起こしやすいデフォルトになっているか |
|---|---|---|
| E-2 | ☐ | **面倒な要因を減少させる**<br>行動に必要な労力を極力減らしているか |
| E-3 | ☐ | **メッセージを単純化する**<br>動作指示は単純で明確か |

## E-1　デフォルト機能を活用する

　**デフォルト**とは，「初期状態」の意味です。人はデフォルトをそのまま受け入れる傾向があります。皆さんも「スマートフォン購入時の初期設定から機能を変えたいと思っても，変更作業が面倒でそのままにしている」ということはありませんか？　携帯電話会社は，大半の利用者がデフォルトのまま使い続けるという予測の下，多くの人に好まれる，あるいは使っ

てほしいと考える設定をデフォルトにしています。

　これは保健活動にも応用できます。望ましい選択肢をデフォルトに設定すれば，選ばれる確率が高まります。例えば，特定健診の申し込み時に，がん検診とのセットをデフォルトにし，受けたくない人はその旨を記載するようにすると，がん検診の受診率が上がることが期待されます。英国ではデフォルト機能を活用した大規模な減塩キャンペーンが成果を上げています［事例3］。

　デフォルトは，ナッジの中でもパワフル（人を一定の方向に導く力が強い）な部類に入ります。このため，デフォルト機能を活用する場合には，特に倫理的な配慮が求められます。

---

**事例3**

### 英国での大規模な減塩ナッジ[3)]

　英国では，市販のパンに多くの塩分が含まれ，個人の努力による減塩には限界がありました。そこで，食産業と連携し，全国的にパンの塩分量を段階的に削減し，最終的には対策前の塩分量の80％にしました。

　味が物足りないと感じたときには，自分で調味料を加えることも可能ですが，消費者は減塩のデフォルトを受け入れました。

　これによって国民は自然に減塩でき，脳卒中と虚血性心疾患による死亡率が40％低下しました。

---

◆ポイント

- デフォルトで設定されている状態は個人や社会に損失を与えず，かつ，社会的に許容されうるものである必要があります。
- デフォルト以外の選択肢も選べることが求められます。選択肢を奪ってしまうような介入は，ナッジの要件を満たさなくなります。
- デフォルトを取り入れる際には，いろいろな立場の人と議論しながら進めるようにすることが重要です。多角的な意見や目が入ることで，倫理面に対してより配慮がされやすくなります。

ナッジは，リバタリアン・パターナリズム（自由主義＋温情主義）と呼ばれます。本人の意思を尊重するという自由主義的な面を持ち合わせている一方で，望ましい行動への介入という温情主義的な面もあるからです。一方的に導くだけでは，単なる強制になってしまいます。「自律の尊重（別の選択肢を選択できること，説明責任が果たせること）」「無危害（ナッジが有害でないこと）」「善行（ナッジが社会の利益になること）」「正義（誰にでも等しく利益が生じること）」といった視点が重要です。

## E-2　面倒な要因を減少させる

　人は行動しようと思っても，プロセスを少しでも面倒に感じてしまうと，やる気が萎んでそれが行動への阻害要因になってしまうことがあります。面倒な要因を減らすことで，目標とする行動は達成されやすくなります［事例 4］。

### 事例 4

#### 災害時保健活動での引き継ぎへの活用

　「E-2　面倒な要因を減少させる」の活用場面として，災害時保健活動での引き継ぎを考えてみます。

　大規模な災害時には，職場や所属自治体が異なる保健師が支援に入りローテーションを組むこともあるため，引き継ぎを確実に行うことが重要になります。限られた労力でミスを防ぐには，面倒な要因を排除することが求められます。

　例えば，引き継ぎ書を完全な自由記載方式とするのではなく，あらかじめ記載すべき事項の枠を作成し，記録項目を列挙する様式（例：天気の欄は，晴れ，曇り，雨などの選択肢に〇を付ける）としておくことがお勧めです。

　疲れるとシステム 2 が発動しにくくなります。本来の業務に集中するためにも，書類の様式や手続きの簡素化は不可欠です。

そのためには，p.50 で紹介する**行動プロセスマップ**を作成し，どこで行動が止まり，対象者にとって何が要因で行動が進まないのか，それを取り除くにはどうすれば良いのかを検討することが有効です。

◆━ ポイント

- 阻害要因が何かを細かく分析することが重要です。
- 阻害要因が複数ある場合には優先順位を付けた上で，その阻害要因を取り除いたことで，本当に効果があったかを評価する必要があります。
- わずかな阻害要因であっても，実際に取り除くのは簡単ではありません。例えば，現状維持バイアスが強い組織だと，「今まで続いてきたことには，理由がある」「万が一のときのために残しておいた方が良い」といった反発が起こりやすいでしょう。その場合，「減らす作業には，ほとんど労力が掛かりません」「まずは少し減らして様子をみませんか」など，Easy を意識した提案をするとうまくいく可能性があります。

## E-3　メッセージを単純化する

メッセージをシンプルにすると，明確に伝わり，相手も行動しやすくなります。さらに，分かりにくさに起因する問い合わせが減少し，スタッフの負担軽減にもつながります。

そのためには，目的とする行動のプロセスを細分化することで，より相手にとって理解しやすく，受け入れやすいメッセージが作成できます。

◆━ ポイント

- 「単純化の5つの要素」を満たすと，相手はメッセージの情報を理解しやすくなります。
  - ①重要なメッセージはタイトルか最初の文に
  - ②真に必要な情報を厳選
  - ③言葉をシンプルに
  - ④動作指示は明確に
  - ⑤問い合わせ先を一元化

  特定健診の受診案内はがきにおいて，動作指示を明確にするよう工夫したことで受診率を向上させた事例を見てみます［事例5］。
- メッセージの単純化を意識しすぎるあまり，必要な要素まで削いでしまっては意味がありません。阻害要因のみを削るという絶妙なバランスが重要です。

## 動作指示の明確化で受診率向上

　千葉市では，図のように動作指示が明確になるよう，ナッジを取り入れて特定健診の受診案内はがきを工夫したところ，受診率が 36.2% から 39.9% へと 3.7 ポイント上昇しました。

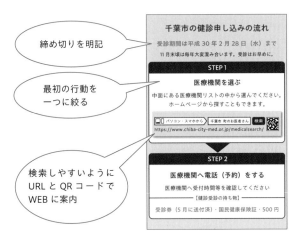

締め切りを明記

最初の行動を一つに絞る

検索しやすいように URL と QR コードで WEB に案内

〔厚生労働省：受診率向上施策ハンドブック（第2版）．p.7 を基に作成〕

　対象者は「受診してもいいかな」と思っていても，具体的に何をすれば良いかが分からないと，そこで受診行動が止まってしまいます。通知に「不明な点はお尋ねください」と書かれていたとしても，連絡は対象者にとって「面倒な要因」です。誰が見ても明らかに分かるように動作指示をし，それに直接関係しない情報は省いてしまうくらいがちょうど良いかもしれません。

### Easyのまとめ ～ナッジTips～

- 伝える内容や情報をシンプルにする。
- 選択してほしい行動をデフォルトに設定しておく。
- 行動しようとする気持ちが萎まないよう，面倒は取り除き，行動に必要な労力を最小限にする。
- 行動を細分化し，それぞれの動作をターゲットにした明確なメッセージを送る。

# Attractive（印象的に）

　Attractive は行動したくなる要素を入れ，注意を引くことです。現代人は日々膨大な情報に囲まれています。そのため，提供者がいくら有益な健康情報を発信しても，その他の大量の情報の中に埋もれてしまうことが多々あります。

　提供した情報を確実に見てもらうには，対象者の注意をうまく引く必要があります。そして，届いた情報を具体的行動につなげるには，より魅力的に感じてもらうことが求められます。

　Attractive のポイント（表3-2）と活用方法を解説していきます。

表 3-2　**Attractive のポイントとチェックリスト**

| A-1 | ☐ | **関心を引く**<br>デザイン良く，利益・コストを際立て，感情・人間関係に訴えているか |
|---|---|---|
| A-2 | ☐ | **動機付け設計を行う**<br>何らかの外発的な動機付けを検討したか（金銭，心理，目標など） |

## A-1　関心を引く

　皆さんは普段，法律の条文や保険契約の約款をきちんと読みますか？そこに大切なものが書かれていると分かっていても，一目見た瞬間に単調さを感じ，後回しにしてしまう人が多いことでしょう。私たちが発する健康づくり情報も，「つまらない」「単調」という印象を持たれてしまっては，後回しにされ，そのまま捨てられてしまうかもしれません。そうならないためには，**一目見たときに関心を持ってもらう**必要があります。

　人は，見た目が良く，新奇性が高く，シンプルで，すぐに実行できそうな事柄に反応する傾向があります。逆を言うと，見栄えのしないもの，いつもと同じもの，複雑で理解しにくいもの，すぐに試せないようなものは後回しにされてしまいます。

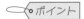

- 具体的に利益やメリット，またはコストやデメリットを示すことで，関心を引きやすくなります。

  例えば，「健診は無料で受診可能」と伝えると，相手は「無料だから，質も低い」と受け取ってしまう可能性があります。それよりも，「1万円相当の健診が無料」とメリットを具体的に表記したほうが，お得に感じ，行動につながります。また，「がん検診を毎年受けましょう」という漠然としたメッセージよりも，「がん検診を今受けずに，早期がんの発見が遅れると，入院日数が〇日伸び，医療費〇円の負担増に」とコストやデメリットについて具体的数値を入れた方が，注目を引きやすいでしょう。

- 相手の状況やニーズに合わせて個別化されない情報は，相手の心に届きにくいものです。

  例えば，読者層の大半が中高年であるメールマガジンに，産後うつの話題を載せても，興味を持つ読み手は少なく，それ以降の記事が読まれない可能性があります。

- 宛名に相手の氏名を記載すると，最初に当事者意識を高めて注意を引くことができます。逆に宛先を「関係者各位」のようにひと括りにして送ると，受け手は，「自分への特別感」を持ちにくくなります。

  関連して，メール末尾の署名欄も，「横浜市・髙橋勇太」のように担当者名を入れると，顔や人格がイメージされやすくなり，たとえ直接知らない相手でも，「失礼のないように対応したい」という意識が喚起されやすくなります。

  さらに，手書きにすると効果が期待されます。実際に手書きメッセージでアンケート回答率が向上した事例を紹介します［事例6］。

---

**事例6**

### 手書き付箋を付けて，アンケート回答率アップ

　アイルランドでは，アンケート調査にメッセージを手書きした付箋紙を貼って送付しました。その結果，付箋紙を貼らなかったときは回答率が19.2%だったものが，36.0%に向上しました[4]。

　これは，無機質になりがちなアンケート調査において，手書きメッセージが送り主の様子をイメージさせ，対象者の「協力してもいいかな」という気持ちを後押ししたためと考えられます。

## A-2　動機付け設計を行う

　行動変容のアプローチとして，**外発的動機付け**は効果的です。外発的動機付けとは，（自分以外の）外部からの刺激による動機付けのことで，よく用いられるのはお金や賞品です。この他にも，努力を褒められることや，ゲームのように目標を達成することも含まれます。

　世界中で大ヒットしたスマートフォン向けアプリゲーム「ポケモンGO」は，GPS機能を活用することで，現実世界とゲームの舞台を重ね合わせて，ポケモンと呼ばれるキャラクターを集めて戦うソーシャルゲームです。ポケモンを集めるには，ポケモンが出現しやすい場所に出向く必要があるため，身体活動が促され，健康に良い影響があるという論文が多く出されました。世界中の17本の研究を統合した論文では，ポケモンGOにより1日当たりの歩数が1,446歩増加することが報告されています[5]。このゲームをナッジの視点で見ると，**表3-3**のような動機付けがユーザーの心理に訴求したと推測されます。

　また，外発的動機付けには，ポジティブな動機付け（褒美）だけでなく，ネガティブな動機付け（罰則）もあります。

**表3-3　ナッジの視点で推測されるポケモンGOにおける外発的動機付け**

- 目標を一つずつクリアしていく達成感や充足感などの動機付け要素が断続的に用意されることで，「もっと続けたい」という動機が強まる。
- ゲームを進めるにつれて，「せっかくここまでポケモンを集めたから」と，途中でやめるのがもったいなくなる心理が働く。
- 大勢の人が出歩いてポケモンを探している様子を見たり，世界中で大ヒットというニュースを聞いたりすると，「自分もやらなくては」「乗り遅れたくない」と感じるようになる。

　外発的動機付けの中でも，金銭による動機付けは強力です。しかし，人はそれだけで動くわけではありません。例えば，給料が低くても，「人のためになる」「人から感謝される」「社会的ニーズが高い」ことを理由に仕事を選択する場合もあるでしょう。「その行動をすれば他者や社会から承認される」という，いわゆる「承認欲求」に働きかけることも，ナッジの視点として重要です。

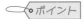 

- 行動変容に向けた最初の一歩を踏み出しやすくする工夫が有効です。

  例えば，テレビショッピングなどでは，「今だけ」「限定50名」のような，希少性に訴求した売り文句がよく使われます。

- 人は，利得の喜びよりも損失の悲しみを2倍以上大きく感じます（損失回避バイアス，p.12参照）。

  この心理傾向を活用した大腸がん検診勧奨通知の事例を見てみます［事例7］。

---

**事例7**

### 損失回避バイアスに着目した大腸がん検診受診率向上策

東京都八王子市では，大腸がん検診未受診者を無作為に2グループに分け，別々の勧奨通知を送付しました。

グループ①には「今年度受診すれば，来年度も便検査キットを送付します」と利得を前面に出したメッセージを，グループ②には「今年度受診しなければ，来年度は便検査キットが送付されません」と損失を前面に出したメッセージを添えて送りました。

その結果，グループ②の受診率のほうが7.2ポイント高くなりました[6]。

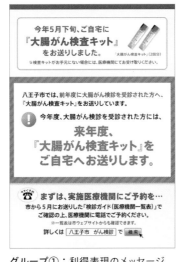

グループ①：利得表現のメッセージ
（受診率 22.7%）

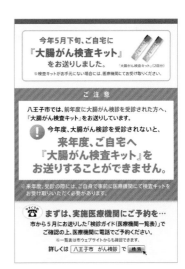

グループ②：損失表現のメッセージ
（受診率 29.9%）

（提供：株式会社キャンサースキャン）

- 過剰な期待や行動をあおることのないような設計が必要です。

  宝くじのような仕組みは，当選確率を期待値よりも高く見積もる心理傾向に訴求した設計になっています。海外では，指示通りに服薬した患者のみが当選するくじを行ったところ，服薬率が向上した事例があります。しかし，それをそのまま日本に当てはめても良いのかは，慎重な判断が必要です。

- デメリット表現は内容や言い回しには注意が必要です。

  例えば，「死亡リスクが〇％上がります」という記述は，必要以上に恐怖心を植え付けてしまう可能性もあります。読み手，提供者ともに許容できる記述の仕方を慎重に考えないといけません。

- 外発的動機付けは，常に効果があるわけではありません。

  例えば，内発的動機付け（自分自身の持つ「やろう」という気持ち）が低い場合には効果的ですが，すでに内発的動機付けが高い場合には，褒美も罰則も，やる気を削いでしまう可能性があります。罰則が逆効果だった保育園の事例を見てみます［事例8］。

**事例8**

### 罰則が逆効果だった保育園の遅刻防止

　イスラエルの保育園では，閉園時間までに子どもを迎えに来ない保護者（遅刻者）を減らすため，遅刻者には約500円の罰金を科すことにしました。しかし，予想に反し，罰金制度導入後には遅刻者が約2倍に増えました[6]。

　これは，今までは「遅れては保育園に迷惑をかけてしまう」という道徳心（内発的動機付け）で遅刻が抑制されていたのですが，罰金を科すことで，「お金を払えば遅れても良い」という経済的な取引に置き換わってしまったためだと考えられます。

Attractive のつもりで刺激的な表現を重ねると，Easy 要素が損なわれ，逆に印象が悪くなる可能性があります。

- 伝えたい内容や情報は，相手の注意を引き，実行したくなるような魅力が必要。
- 関心を引くには，見栄えを良くし，メリット・デメリットを強調し，感情に訴えかける。
- 外発的動機付けは有効。ただし，逆効果になる場合もあるため要注意。

# Social（社会的に）

　Social は，人の社会性に着目したナッジです。人は「社会的動物」と言われるように，誰しも他者との関係性の中で生きているため，周囲の人の態度や行動に少なからず影響を受けます。つい他人と比べて自分の行動を変えてみたり，違う意見を持っていても多数派の意見に流されたりと，皆さんも思い当たる節はあることでしょう。このような特性に着目した介入が Social です。

　Social のポイント（表3-4）と活用方法を解説していきます。

表3-4　**Social のポイントとチェックリスト**

| S-1 | ☐ | **社会規範を示す**<br>社会で広く共有されている価値観，行動，期待などに訴えかけているか |
|---|---|---|
| S-2 | ☐ | **つながりを活用する**<br>個人の意識や行動のみではなく，その人が持つつながりまで介入のターゲットに含めているか |
| S-3 | ☐ | **コミットメントを促す**<br>促したい行動を宣言できる仕組みを取り入れたか |

## S-1　社会規範を示す

　どれだけ「人は人，自分は自分」と思っていても，私たちは無意識に周りの様子をうかがい，意思決定を行っています。多くの人が持っている価値観，行動，期待といった社会規範が示されると，人はそれに沿った行動

を取りやすくなります。社会規範を示すとは，この傾向を踏まえ，正しい規範を示して行動変容を促すナッジです。

ポイント

- 事実に基づいた具体的な数値を強調することが有効です。

  例えば，健診の受診勧奨においては「当社の約9割がすでに受診」や「受診率が10年連続増加」と示すことは，社会規範の強調に有効です。
- 社会規範を活用したナッジは専門職にも効果を発揮します。

  社会規範を利用して，抗菌薬の過剰処方が減少した事例を見てみます［事例9］。
- 行動をしていないことを強調したメッセージは，要注意です。

  例えば，「当市の健診受診率は15％で，近年低下傾向が続いています。健診を受けましょう」といったメッセージは，見た人が「皆が受診してないなら受けなくてもいいか」と考えてしまう可能性があります。

---

**事例9**

### 英国の抗菌薬の過剰処方対策

　英国保健省は，抗菌薬の過剰処方を減少させるため，社会規範を利用した無作為化比較試験（randomized controlled trial；RCT）を実施しました[7]。抗菌薬の過剰処方をしている診療所の医師をランダムに2つのグループに分け，一方のグループには，「あなたの診療所はほかの8割の診療所よりも抗菌薬の処方率が高い」と伝える英国主席医務官名の通知を送り，別のグループには何も通知しませんでした。

　その結果，通知したグループでは通知しなかったグループに比べ，6カ月間での抗菌薬の処方率が3.3ポイント減少しました。

　この事例は，①8割の診療所は適量処方していることと伝えたことで，「自分は過剰処方している2割に入りたくない」という同調バイアスを刺激し，②権威のある人から発出されたため，「ぜひ読まなくては」「従わなくては」という権威バイアスを刺激した可能性があります。

EAST の前身とも言われている MINDSPACE[8] という枠組みがあります。MINDSPACE の「M」は，Messenger（誰が発信したか）を表しています。同じ内容でも，誰が発信したかによって受け止められ方が異なることがあります。

## S-2　つながりを活用する

　人は，他者とのつながりを持ちながら生活しています。そのため，介入を設計する際には，個人だけに焦点を当てるのではなく，その人が持つつながりまで視野に入れた方が効果的です。

　これは，公衆衛生分野では馴染みのあるソーシャルサポートやソーシャルキャピタルの考え方にも通じます。

　人の態度や行動は，つながりを介し，他者と影響し合っています。そのため，ナッジによって行動変容が達成されても，その人が身を置く環境が変わらなければ，結局，元の状態に戻りやすくなります。その意味でも，周囲を巻き込んだ働きかけが重要です。これは，集団や地域を丸ごと対象と捉える保健活動の考え方に馴染みやすいと思います。

　ポイント

- 自分の行動が周囲の利益につながると伝えることで，行動が促されることがあります。

  人は，自分の利益のためだけではなく，他人のためにも行動することが多々あり，これを「**社会的選好**」といいます。例えば，災害時の避難勧告メッセージを，「あなたが避難することは人の命を救うことになります」といったものにすることで避難の促進が期待されます[9]。

- 競争が行動の動機付けにもなり得ます。

  例えば，毎月の歩数をランキング形式で提示するといった形で，経過がフィードバックされると，ほど良い競争意識が生まれやすくなります。ま

た，部署ごとにチームを組み，部署対抗で競うと，自分の行動がチームの利益につながるとともに，さらなるゲーム性が付与されます。

禁煙を促進するために ICT を活用し，健保組合単位で禁煙にチャレンジした「ドクター・ナースとスマホで禁煙」プログラムを紹介します［事例10］。

- つながりに起因する問題行動が助長される可能性があります。

たとえ狭いつながりの中でも規範意識は生まれます。それが悪い方向に働くと，同調圧力といった形で相手の意に反した行動の押し付けや，いじめのような問題行動が助長されてしまう可能性もあるため，注意が必要です。

- 競争心をあおり過ぎると，対立やあつれきが生じる可能性があります。

行動の動機付けのための競争は，あくまでゲームのような感覚で楽しんでもらうような設計にすることが重要です。

---

**事例10**

### 禁煙ダービーで禁煙促進

ICT を活用し，職場の人と一緒に禁煙にチャレンジする「ドクター・ナースとスマホで禁煙」の中の取り組みに，「禁煙ダービー」があります（右下二次元バーコード参照）。この禁煙ダービーは，参加した健保組合ごとの禁煙面談終了率をウェブ上で競馬風のイラストとともにグラフで示し，競争心をくすぐる仕掛けとなっています。

これは，健保組合という組織を強く意識させることで，周りに影響されて禁煙を始めることを狙っています。

「一人での禁煙はつらい」「たばこ部屋での雑談が懐かしい」と思えば，禁煙は長続きしないでしょう。この禁煙ダービーのナッジは，「皆で禁煙している」という一体感を後押しすることで，禁煙を継続しやすくしています。

禁煙ダービー
(http://doctor-kinen.com/)

---

「禁煙ダービー」の効果検証には私も関わりました。ゲーム性を取り入れることで，参加者は積極的に楽しむことができ，禁煙のストレスも和らいでいたようでした。

# S-3 コミットメントを促す

コミットメントとは，将来の自分の行動をあらかじめ縛っておくことです。具体的には，やるべき行動を書き出したり宣言したりすることで，「自分で決めたことと一貫した行動を取りたい」と考える心理を刺激し，将来必ず行動するように自らを仕向けるナッジです。

人は「やらなくては」と思っていても，つい先延ばしにしてしまうことが多くあります。特に周囲にやるべき行動を宣言すると，「他人の目」の力を借りることになり，自分に良い意味での縛りをかけることができます。正月に宣言する「今年の抱負」はコミットメントの典型です。

患者の心理に働きかけるコミットメントで，外来の受診予約の無断キャンセルを減らした病院の事例[10] を見てみます［事例11］。

---

**事例11**

### 予約の無断キャンセルを減らした病院

英国に，外来受診の当日無断キャンセルに困っていた病院がありました。従来は，受診予約の際，受付職員が次回の受診日時を診察券の裏に記入する方式でした。これを，患者自身に予約日時を記入させる方法に変更したところ，無断キャンセルが18%減少しました。

受付職員の前で自ら予約日時を記入することは，次回の約束を受付職員に宣言していることになります。これは，約束を破ることは申し訳ないと思う心理に働きかけたコミットメントと言えます。

---

◇ポイント

- コミットメントは行動を先送りする傾向の強い人に対して特に有効です。
  ただ周囲に宣言するだけでなく，事前に達成できなかった場合のペナルティを決めておくと，成功する可能性が高まります。
- コミットメントが手間だったり，ストレスになったりすると，コミットメントすること自体を後回しにしてしまう可能性が高まります。
  コミットメントした方が良いと分かっていてもできない場合は，阻害要因の検討が必要です。
- コミットメントしたことで，必要性が低くなった行動でも，止めるのが難し

くなる現象（コミットメントの呪縛）が起こる場合もあります。

- 他人に対し宣言を強制することは，倫理的な問題が生じるおそれもあります。

- 人の意思決定は，周囲の人の態度や行動に少なからず影響されているため，正しい規範を提示し，それに沿うべきという気持ちを刺激する。
- その人が持つつながりを意識し，それを活かした働きかけを設計する。
- 宣言することで，先送りしないように仕向ける。

# Timely（タイムリーに）

Timely とは，タイミングに着目したナッジです。相手が不機嫌なときに働きかけたり脈絡なく働きかけるよりは，相手が心を開いたタイミングや意思決定しようとしているタイミングで働きかけた方が，介入の効果が大きくなります。

Timely のポイント（表 3-5）とその活用方法を解説していきます。

表 3-5　**Timely のポイントとチェックリスト**

| | | |
|---|---|---|
| T-1 | ☐ | **タイミングを見極める**<br>ライフイベントや条件・状況が行動に与えるタイミングを検討したか |
| T-2 | ☐ | **現在バイアスを踏まえる**<br>すぐ手に入る利益や楽しみに影響されやすい習性を考慮したか |
| T-3 | ☐ | **事前に対処行動を決めるよう促す**<br>問題に直面した際の対応方針を計画するよう促したか |

## T-1　タイミングを見極める

同じ内容でも，伝えるタイミングによって相手の受け止め方が大きく違うことがあります。例えば，帰宅時の手洗いの必要性は，仕事中よりも帰

宅のタイミングで聞いたほうが，実感が湧きやすく，洗い忘れる可能性は低くなります。トイレでの手洗い奨励ポスターは，エレベーターの中に貼るよりはトイレに貼った方が効果的です。禁煙指導になかなか耳を傾けなかった男性でも，配偶者の妊娠判明時に禁煙教室の案内を送ると関心を示してくれることがあります。

　このように，伝えるベストなタイミングの見極めが大切です。

▶ポイント

- 介入のタイミングの見極めには，時間，場所，機会という 3 つの視点が重要です。例えば，その人が「何曜日の何時に何をするか」を考慮することや，ターゲット行動が頻発する場所で働きかけることが挙げられます［事例 12］。

　また，結婚，出産，転居などのライフイベントの発生に狙いをつけることも重要です。

- 計画段階から介入のタイミングを決めて調整することが重要です。

　施策の実施には，タイミングが大事だと多くの人が理解していても，実際には実施者側の都合で介入時期が決まり，その結果，望ましい行動が得られないことも見られます。その意味で，先送り防止（後述の T-2 参照）は，介入の対象者だけでなく実施者にも重要な視点です。

---

**事例 12**

### 空港での受動喫煙防止策

　デンマークのコペンハーゲン空港では，禁煙区域で喫煙する者が多く，苦情が多く寄せられていました。喫煙者の行動を観察したところ，着陸後ターミナル出口の回転扉を出た所でたばこをくわえながら喫煙場所を探している人が多いことが分かりました。そこで，喫煙場所を示すステッカーを回転扉前の床に貼った結果，多くの喫煙者が指定された場所での喫煙を順守するようになりました[11]。

　喫煙したくなるタイミングで喫煙場所を分かりやすく提示したことで，禁止区域での喫煙を減少させることができたのです。

ライフイベントが発生すると，行動も変わりやすくなります。行政は，これらに伴う手続きで住民との接点を持つ機会が多く，例えば，転入してきた方に，「新生活に合わせて健康づくりを始めてみませんか」と情報提供すると，行動を促しやすくなるかもしれません。

## ▌T–2　現在バイアスを踏まえる

　人は，将来の利益よりも，目先の利益やすぐに得られる快楽を過大評価する傾向（現在バイアス）を持っています。特に，肥満者や喫煙者は現在バイアスが強いことが報告されています[12]。

　現在バイアスが強い人は，衝動的に現在の快楽に飛びつく一方，面倒なことは先送りしてしまう傾向があります。多くの健康行動は，「選択するのは現在にもかかわらず，効果が出るのはずっと先」という異時点間の選択であり，すぐに効果が実感できません。そのため，現在バイアスが強い人ほど，健康行動はどんどん先送りされる傾向も強まります。

　しかし，現在バイアスを理解し，うまく活用できれば，望ましい行動を促すことが可能です。例えば，禁煙の必要性を切々と説くのではなく，「今週だけでも禁煙できれば，2000円節約でき，趣味の○○が買えますね」と具体的な報酬とセットで伝えてみてはどうでしょうか。また，運動教室の参加者を募集する際，疾病発症のリスク抑制効果を説明するよりも，「運動を頑張っている姿を奥さんに見せてみませんか」と誘うと，関心を持ってもらえるかもしれません。

　現在バイアスを活用する際のポイントは，「今すぐに本人が得られるメリットの強調」です。「将来的に病気にかかりにくくなる」「社会全体の医療費が抑制される」といった表現は，もちろん事実ですし伝えるべきなのですが，当の本人には響きにくいものです。相手の立場になってみて，何が魅力的に映るかを考えられる想像力が求められます。

- 即効性のあるメリットを強調することが重要です。
保健活動では，どうしても将来的な健康効果を強調してしまいがちです。しかし，その点ばかりを推しても，「家でダラダラする気楽さ」といったすぐに得られる快楽に負けてしまいます。
- 現在バイアスによって過大評価された利益や楽しみを真っ向から否定するような関わりは，時に相手の感情を刺激し，反発される可能性があります。例えば，たばこ会社は喫煙者の現在バイアスに訴求した巧みなプロモーションを展開し（例：喫煙によるリラックス効果，喫煙者同士のコミュニケーション），喫煙者は確証バイアスにより，それを強く信じている可能性があります。「喫煙は百害あって一利なし」のような，相手の行動を全否定する指導は，逆効果になる可能性があります。

## T-3　事前に対処行動を決めるよう促す

　人は目標に向かって行動したくても，目の前の誘惑に負け，望ましくない行動を取ってしまうことがよくあります。そのため，保健活動では，どのような誘惑や困難があるかを予想し，その対処方針を盛り込んだ具体的な計画〔実行意図（implementation intentions）を明確にした計画〕を作るように促すことが重要です。事前に対処行動を考えておけば，いざというときにどうすべきか悩むこともなくなり，その分，対処行動の実行にエネルギーを費やすことができます。

　例えば，ダイエット中の人が疲れて帰宅するときにケーキ店の前を通ると，セルフコントロールが弱まるために，衝動的にケーキを買ってしまうリスクが高まります。その対処行動として，ケーキ店を通らない帰宅ルートをあらかじめ決めておくことが有効です。疲れているときに，目の前のケーキの誘惑に打ち勝つのは難しいですが，事前に決めたルートで多少遠回りすることはそれほど難しくないはずです。

　どういう場合にどういう障壁が出現しそうかを予想し，具体的な対策を検討することで，望ましい行動を取りやすくなります。

計画したときの自分は「ケーキを食べない」と考えても，実行するときの自分は「パフェはケーキじゃない（だからパフェなら食べてもいい）」と，例外を作りたがるものです。

　このため，計画時に「将来の私は甘いものを見ると拡大解釈したくなるので，甘いものは一切食べない」と，明確な線引きをしておくことが成功の鍵になります。

ポイント

- 対処行動はできるだけ細かく想定しておきます。

　長期にわたる行動や複雑な行動であるほど，生じる障壁のバリエーションが多くなります。そのため，できるだけ細かく対処行動を想定しておくことが肝心です。締め切り設定の仕方の違いによる先延ばし防止効果を調べた実験を紹介します［事例13］。

- 具体的な日時や場所まで計画に記載します。

　計画には，具体的な日時や場所まで記載することで効果が高まることが報告されています[13]。

- 自ら計画を書き留めるようにします。計画をなかなか立てられない場合には，日時を自ら書き留める様式を用意することもお勧めです。

　例えば，予防接種の案内を，自分で予約日時を書き込む様式に変更したところ，接種率が4.2ポイント上昇した事例があります[13]。

- 対処行動が重荷になると，スムーズに行動できなくなります。

　対処行動を設定することによって，既存の習慣を変えなければいけなくなると，心理的負担になりますし，いざというときの対処行動がスムーズに行えないことがあります。対処行動が重荷になると，それが阻害要因になる可能性が高いです。それを防ぐには，既存の習慣に対処行動をプラスするような計画にしてみることが有効です。

### 締め切り設定の違いによる先延ばし防止効果

　学生に3枚の原稿の校正をさせ，その締め切りの設定方法によって3グループに分けました。第1グループは3週間後に3枚提出，第2グループは毎週1枚ずつ提出を3週間実施，第3グループは自分で締め切りを設定して3週間のうちに3枚提出という条件にしました。3週間後に測定したところ，校正内容（質・量）は第2グループ＞第3グループ＞第1グループの順に良い結果でした[14]。

　ナッジの視点でこの結果を考察してみると，以下のようになります。

- 第1グループは，3週間後の締め切りが遠くに見え，目の前の「遊びたい欲求」が大きく見えるという「心理的な遠近法」が発生し，直前に慌てて仕上げた可能性がある。
- 第2グループでは，最初から対処行動となる締め切りが細かく提示されたことで，先延ばしを回避することができ，最も良い結果となった。
- 第3グループでは，自分で計画を立てることにより，コミットメントが働き，2番目に良い結果になった。

## Timelyのまとめ 〜ナッジTips〜

- 人が意思決定をするタイミングを見定めることで，介入の効果が最大化される。
- タイミングの見極めとして，時間・場所・機会の視点が重要。
- 現在バイアスを逆手に取り，興味を持ちやすい目先の利益を強調する。
- 意思決定の障壁を事前に想定し対策を立てることで，スムーズに対処行動が取れる。

コラム4

## よくある EAST の質問

**Q** EAST の 4 つを必ず満たさないといけないのでしょうか?

**A** EAST は必ずしも全部盛り込む必要はありません。逆に，全てを盛り込もうとすると，表現が複雑化し，「Easy」の要素が損なわれる可能性があります。

実際，『受診率向上施策ハンドブック（第 2 版）』[2] を見ても，EAST を全て盛り込んだ事例は少なく，大半が「Easy」を確保した上で「Attractive」「Social」「Timely」のいずれかを組み合わせています。

**Q** ナッジが EAST のどれに当てはまるか分からないときがあります

**A** EAST のどれに当てはまるのかを明確に区分することは，専門家でも難しいことがあります。

例えば，職場のカレンダーに「明日 10 時に予防接種」と記入するナッジは，宣言という観点からはコミットメント（S-3）とも言えますし，具体的計画の書き出しの観点では対処行動の設定（T-3）とも言えます。

大事なことは，より良い介入を行うことであるため，明確に分類することに神経質にならず，イメージで捉えることをお勧めします。

# EAST 活用の 4 ステップ

ナッジを設計するプロセスとして，「行動の特定」→「行動の背景の理解」→「介入方法の設計」→「介入後の評価」の 4 ステップがあります（図 3-2）。これを押さえた上で，介入方法を考えることにより，さらにナッジの利いた保健活動が可能になります。

**ステップ1：行動の特定**

はじめに，何の行動を促したいかを明確化します。この最初のステップを誤ると，その後のプロセス全体に影響を与えます。

> **例**：目的とする行動を「がん検診の受診行動」にする。

**ステップ2：行動の背景の理解**

対象者が受診行動を取らない理由/取る理由を検討します。行動しない阻害要因や促進要因について，アンケート調査，インタビュー調査，行動観察などを通じて推定します。意思決定の癖を踏まえることも重要です。

> **例**：受診申し込みを「今でなくてもいいかな」とつい先延ばししているうちに，いつの間にか忘れてしまう人が多かった。そのため，阻害要因は「申し込みの先延ばし」と推定した。

**ステップ3：介入方法の設計**

ステップ2で明らかになった阻害要因や促進要因を踏まえ，介入を設計します。EASTの視点を用い，先行事例がある場合は参考にします。
また，この段階で，介入をどうやって評価するかを決めておきます。

> **例**：受診案内はがきに受診までの流れを簡潔に示し，明確な行動指示をする。

**ステップ4：介入後の評価**

ステップ3で決めた方法で介入効果の検証を行います。
必ずしも実施した介入が，従来のものよりも効果があるとは限りません。必ず評価を行い，PDCAサイクルを回します。

> **例**：ステップ3の介入を実施したグループと，従来の方法で受診案内したグループでの受診率を比較する。さらに，前年度の受診率と比較する。

**図3-2　EAST活用の4ステップ**

　介入は，計画・実施と効果評価がセットだと覚えておきましょう。せっかく労力と時間を割いて行った介入です。きちんと評価して，次に活かさないともったいない！
　「評価は苦手」「よく分からない」という声をよく聞きますが，そういうときは研究者とタッグを組むのがお勧めです。

## 行動プロセスマップで課題や介入のポイントを明確にする

EAST 活用の 4 ステップの中でも，「ステップ 1：行動の特定」や，「ステップ 2：行動の背景の理解」は特に重要です。ここを見誤ると，その後の介入も的外れなものになります。そのため，最初に「行動プロセスマップ」を作成します。

行動プロセスマップとは，目的とする行動を行うまでのプロセスをできるだけ細かく分解して図式化し，どこに課題や介入のポイントがあるかを明確にするための手法です。

例えば，特定保健指導の利用勧奨の場合，最終目的は対象者に特定保健指導を利用してもらうことです。そこで，対象者が案内を受け取ってから特定保健指導を利用するまでのプロセスマップを作成します（図 3-3）。

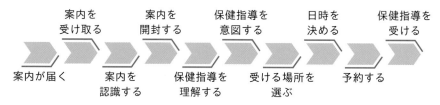

**図 3-3　特定保健指導利用までの行動プロセスマップ**

## 行動プロセスマップの作成で阻害要因に気付く

行動プロセスマップを作成しないと，阻害要因の存在にはなかなか気付きません。例に挙げた特定保健指導の利用勧奨のケースでは，行動プロセスマップを作成して初めて「対象者はそもそも郵便物を開封していないのではないか」と気付くことができました。

# ナッジを実践する上でのポイント

最後に，ナッジを実践する上でのポイントをまとめます。第 6 章でもナッジ活用の留意点を紹介するため，ここでは概要を紹介します。

## ナッジは万能ではない

　ナッジはあくまでも数ある行動変容を促すための手法の一つです。ナッジは全ての事業や業務に向いているわけではなく，情報提供やインセンティブ，規制のほうが適している場合もあります。ナッジ活用が目的になってしまうと，ほかの手法が選択肢から抜け落ちてしまう可能性があります。

## Check（介入の有無別の比較評価）を必ず行う

　ナッジを用いた介入がどの程度の効果を生み出すかは，実際にやってみないと分かりません。そして，実践には失敗や反省がつきものです。それを次に活かすために，PDCA サイクルの「Check（介入の有無別の比較評価）」を必ず行ってください。

## 倫理面に配慮する

　ナッジは，相手の選択の余地を確保しながら，特定の望ましい行動に導くアプローチです。だからこそ，「その望ましい行動は，誰がどのように決定したのか」についての確認が必要です。例えば，損失回避性や同調効果に訴求するあまり，「事実の裏付けが十分取れないことを伝える」「過大な心理的負担をかける」など，その人が取り得る選択肢を実質的に奪う介入は，倫理的に問題があります。

　研究者は，倫理審査委員会による承認を受けることで，倫理性を担保しています。自治体や企業などで倫理審査委員会に相当する機関がない場合は，日本版ナッジ・ユニット（BEST）の『ナッジ等の行動インサイトの活用に関わる倫理チェックリスト』[15]を参考にすると良いでしょう。

**アンケート調査と倫理**

「無意識のうちに，質問に回答した通りの行動を取りたくなる」という事例が報告されています[16]。新型コロナウイルス感染症（COVID-19）のワクチン接種開始が未定だった時期，リサーチ会社が女子高生に対して，「ワクチンが日本で利用可能になった場合，早期に接種を受けたいですか？」というアンケートを実施し，大半が「いいえ」と答えたというニュースがありました。

　このアンケートに軽い気持ちで「いいえ」と答えたとしても，実際のワクチン接種時に，無意識に「受けたくない方向」に気持ちが傾く可能性があります。判断に必要な根拠を示すことなく，こうした質問をするのは，倫理的に問題があると言えます。特に未成年に対しては，格別の配慮が必要です。

**読者からの質問コーナー②**

〈相談内容〉健康経営事業のリーフレットを見てもらうためにナッジを活用したい

　市役所で「事業者向けの健康経営」を担当している保健師Ｔさんから相談をいただきました。Ｔさんは，「多くの人に健康経営に関するリーフレットを見てもらうために，ナッジを活用したいと考える一方，何をどうすれば良いか分からない」と困っています。

**Q** 事業者向けの健康経営事業のリーフレットを毎年作っていますが，事業者からの反応が少ないです。どうすれば良いでしょうか？

**A** ナッジを活用するためには，問題点の特定が必要です。まずは，「リーフレットで相手にどのような行動を取ってほしいか」という目的を明確にしましょう。

　　ここでは，「健康経営事業に申し込む」にします。その上で，「リーフレットを配布された事業者がどこで行動を止めているのか」

を特定するため，行動プロセスマップを用いてプロセスを細分化する必要があります。

　例えば，「①そもそもリーフレットが入った封筒を開封していない」「②開封したけれどリーフレットを開いていない」「③開封したけれど最後まで読んでいない」「④最後まで読んだけれど社内で検討していない」「⑤社内で検討したけれど事業に申し込みをしない」に細分化します。その上で，どの段階が障壁となり行動を止めているのかを検討してみます。

**Ｑ** **最後までリーフレットが読まれていないようです。**

**Ａ** 「③開封したけれど最後まで読んでいない」が障壁となり行動を止めているということですね。人は最初に受けた印象によってその後の判断が左右される傾向があります。表紙を見た瞬間，「これは読むのが疲れそう」という印象を与えないように，表紙に「Easy」や「Attractive」の要素を取り入れることをお勧めします。

**Ｑ** **具体的にはどうすれば良いでしょうか？**

**Ａ** 次の2つはすぐにできるので，お勧めです。

**①見出しは伝えたいことをコンパクトに**

　仮に「20XX年度△△市健康経営推進体制基盤強化推進事業について」というタイトルだとします。読み手にとって，このような馴染みのない長い事業名では，読んでみようとはなかなか思えないものです。

　リーフレットの狙いが「健康経営を検討中の事業者に概要を分かりやすく説明すること」であれば，『3分で分かる初めての健康経営』などをメインタイトルとし，事業名は補足的に記してはいかがでしょうか？

**②文字の視認性を改善**

　一般的なリーフレットで散見されるのが，「フォントが見づらい」「文字が小さい」「文字がぎゅうぎゅうに詰まっている」といった視認性の悪さです。

　視認性の悪さは，読み手にストレスを与えます。文字数を減ら

して視認性を良くすることで，認知容易性ナッジ（見やすいものに対し信頼を感じる心理傾向）が働きやすくなります。

## 第3章のまとめ ～ナッジTips～

- ナッジの利いた保健活動にするには，EAST を意識することが必須である。
- 介入を実施する際には，「行動の特定」「行動背景の理解」「介入方法の設計」「評価」の4ステップを意識する。特に，実施したナッジを評価することが重要である。
- 行動プロセスマップで，目的とする行動の障壁を見つけ出す。

文献
1) The Behavioural Insights Team: EAST: Four simple ways to apply behavioural insights. 2014. https://www.bi.team/publications/east-four-simple-ways-to-apply-behavioural-insights/（2023年7月20日確認）
2) 厚生労働省：受診率向上施策ハンドブック（第2版）. 2019. https://www.mhlw.go.jp/stf/newpage_04373.html（2023年7月20日確認）
3) He, FJ., Pombo-Rodrigues, S., MacGregor, GA.: Salt reduction in England from 2003 to 2011: its relationship to blood pressure, stroke and ischaemic heart disease mortality. BMJ Open, 4(4): e004549, 2014.
4) Irish Revenue: Survey of Small and Medium Sized Business Customers. 2013. https://www.revenue.ie/ga/corporate/documents/research/business-survey-2013.pdf（2023年7月20日確認）
5) Khamzina, M., Parab, KV., An, R., et al.: Impact of Pokémon Go on physical activity: A systematic review and meta-analysis. Am J Prev Med, 58(2): 270-282, 2020.
6) Gneezy, U., Rustichini, A.: A Fine is a Price. The Journal of Legal Studies, 29(1): 1-17, 2000.
7) Hallsworth, M., Chadborn, T., Sallis, A., et al.: Provision of social norm feedback to high prescribers of antibiotics in general practice: a pragmatic national randomised controlled trial. Lancet, 387(10029): 1743-1752, 2016.
8) Dolan, P., Hallsworth, M., Halpern, D., et al.: MINDSPACE: Influencing behaviour through public policy. Institute for Government and Cabinet Office, 2010.
9) 大竹文雄，坂田桐子，松尾佑太：豪雨災害時の早期避難促進ナッジ．行動経済学，13：71-93，2020.
10) Martin, SJ., Bassi, S., Dunbar-Rees, R.: Commitments, norms and custard creams - a social influence approach to reducing did not attends (DNAs). J R Soc Med, 105(3): 101-104, 2012.
11) 経済協力開発機構（OECD）（編著），齋藤長行（監修），濱田久美子（翻訳）：世界の行動インサイト—公共ナッジが導く政策実践．pp263-267，明石書店，2018.
12) Lawless, L., Drichoutis, AC., Nayga, RM.: Time preferences and health behaviour: a review. Agricultural and Food Economics, 1(1): 17, 2013.
13) Ariely, D., Wertenbroch, K.: Procrastination, Deadlines, and Performance: Self-Control by Precommitment. Psychological Sci, 13(3): 219-224, 2002.
14) Milkman, KL., Beshears, J., Choi, JJ., et al.: Using implementation intentions prompts to enhance influenza vaccination rates. Proc Nat Acad Sci USA, 108(26): 10415-10420, 2011.
15) 日本版ナッジ・ユニット（BEST）：ナッジ等の行動インサイトの活用に関わる倫理チェックリスト①調査・研究編. 2020. http://www.env.go.jp/earth/ondanka/nudge/renrakukai16/mat_01.pdf（2023年7月20日確認）
16) Greenwald, AG., Carnot, CG., Beach, R., et al.: Increasing voting behavior by asking people if they expect to vote. J Appl Psychol, 72(2): 315-318, 1987.

# ナッジの実践事例を教えて

　第 2，3 章では，認知バイアスやナッジを活用するためのツールである EAST や行動プロセスマップを紹介してきました。
　第 4 章では，これらを活用し，効果評価まで行った 3 つの実践事例を紹介します。事例❶では行動プロセスマップ，事例❷では比較方法，事例❸ではメッセージの作り方に特色があります。皆さんの実際の場面やターゲット像に応じたナッジの設計や評価方法をイメージしながら，読んでみてください。

//////////////////////////////////////////////////////////////////////

## 実践事例❶：特定保健指導案内封筒の　　　　　　開封率向上

//////////////////////////////////////////////////////////////////////

　神奈川県横浜市では，国民健康保険加入者を対象にした特定保健指導の終了率が低く（本事例実施直前の 2017〔平成 29〕年は 7.2％，全国平均は 25.6%），早急な改善が必要でした。そこで，2019〔令和 1〕年「EAST 活用の 4 ステップ」に基づき，次の通り設計しました。

### ステップ 1：行動の特定

　ターゲット層と目標行動を「特定保健指導未受診者が利用を開始すること」に決定しました。

### ステップ 2：行動の背景の理解

　目標行動への行動プロセスマップ（図 3-3，p.50 参照）を作成し，「どこが行動の障壁なのか？」「なぜこれまで保健指導を利用しなかったのか？」を，次のように検討しました。

- 対象者へ電話での聞き取りから，「案内封筒を開けて中身を見た人が20％程度しかいない」と推定され，ここが障壁と特定しました。このため，より具体的な目標として，「案内封筒の開封率向上」を設定しました。
- 次に「なぜ開封しないのか？」を検討した結果，「あとでゆっくり見ようと思った（現在バイアス）」などの要因が挙げられました。

　目標を立てた後，先行研究を調べ，対象者に調査した上で，プロセスマップを作成するのが理想です。しかし，現実的にそこまで時間や手間をかけられないときは，担当者同士で検討するだけでも効果的です。

　良い目標の立て方として，「SMART の法則」があります。具体的で（Specific），数値で計測でき（Measurable），達成可能で（Attainable），アウトカムと関連性が高く（Relevant），すぐできる（Time-bound）目標が好ましいです。「案内封筒の開封率向上」はこれらを満たした目標だと考えられます。

### ステップ 3：介入方法の設計

　一般的な情報提供やインセンティブによって案内通知の開封率を向上させるのは難しいと判断し，ナッジを選択しました。ナッジの視点を参考に図 4-1 のように封筒のデザインを変更することとしました。

　介入方法の設計にあたっては，予備調査の一つとして対象者に事前に介入内容を見てもらい，感想や意見を聞くことをお勧めします。人は「自分が理解していることは，相手も理解できるだろう」と考える傾向がありますが，予備調査でそのギャップをある程度小さくできます。

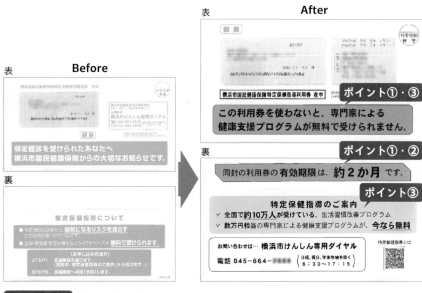

| ポイント① | 目につきやすくするナッジ<br>重要なメッセージには，メリハリの利いたフォントと色調で強調<br>（A-1：関心を引く） |
| --- | --- |
| ポイント② | 今すぐ読みたくなるナッジ<br>締め切りを明記（A-2：動機付け設計を行う） |
| ポイント③ | 内容への関心を高めるナッジ<br>「今回を逃すとお得な機会を失う」と損失回避性に訴求する表現とし<br>（A-2：動機付け設計を行う），「多くの人が毎年受けている」メッセージ<br>を明記（S-1：社会規範を示す） |

図 4-1　特定保健指導の案内通知封筒の改編におけるナッジのポイント

**ステップ 4：介入後の評価**

　結果を基に，評価を行いました。

- 対象者に開封の有無を電話で聞き取った結果，「開封した」は約 75％で，前年度から 55 ポイント向上しました。
- 対象者の選定や聞き取り方法は，できるだけ前年度の条件と揃えましたが，評価デザインが厳密ではないため，結果の解釈には注意が必要です。ただし，この点を差し引いても，ナッジが開封率改善に貢献したと判断しました。

この事例で「案内封筒の開封」に着目し，これを目標行動にできたのは，行動プロセスマップの作成によって阻害要因を特定できたためです。

　ただし，これだけが要因とは断定できないため，ほかの阻害要因も探索し，改善を重ねていく必要があります。

# 実践事例❷：ナッジで手指消毒促進[1]

　新型コロナウイルス感染症（COVID-19）の予防策として，多くの施設の玄関にはアルコール消毒液が設置されていました。しかし，手指を消毒しないまま通り過ぎる人も多く見られました。WHOの手指消毒のガイドライン[2]では，手指消毒を促すためにナッジ要素が取り入れられています。そのため，青森県の保健所と保健センターの玄関に設置した消毒液の消費量が，ナッジの有無によって異なるかを検証しました[1]。

## ▌介入と効果測定方法

　A保健所では次の①〜⑤の介入を順に行い，B保健センターでは①のみ実施しました。

① 1週目は，「消毒液を使ってください」という一般的な利用推進の掲示をしました（一般的な情報提供）。

② 2週目は，床に黄色い養生テープで消毒液に向けた矢印を描きました。これにより，うっかり通り過ぎた人や消毒液を探す手間を惜しんでいる人に対し，消毒液の存在を目立たせました。

　これは，顕著性ナッジを狙ったものです（図4-2-a）。

③ 3週目は，②に加え，「毎日の消毒液消費量を計測し，学会で発表する予定です。○○○○（施設長名）」と掲示しました（図4-2-b）。

　これらは，利他性ナッジ（「学術研究に協力できる機会であること」を想起），プライミング効果（「見られている」と最初に感じさせる），権威ナッジ（施設長名を明記）を狙っています。

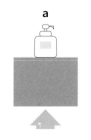
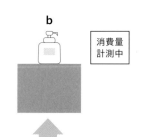
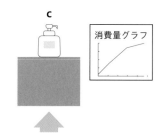

**a**　**b**　消費量計測中　**c**　消費量グラフ

**2週目**
床に消毒液に向けた矢印を描く。

**3週目**
「毎日の消毒液消費量を計測し，学会で発表する予定です。○○○○(施設長名)」と書いた貼り紙を掲示。

**4週目**
消毒液消費量の推移を示すグラフを貼り情報提供（8週目まで継続）。

**図4-2　ナッジを活用した手指消毒促進のための介入方法**

④4週目は，③の掲示を撤去し（①②の介入はそのまま），消毒液消費量の推移を情報提供しました（**図4-2-c**）。

これは同調効果（大勢の行動に従いたくなる心理）に訴求した設計です。

⑤5週目以降は，追加介入を行わず，8週目まで消費量を観察しました。

> 　啓発事業やインセンティブ事業を実施しようとすると，準備に時間がかかることが多いです。このナッジは発案してすぐに実施しました。このスピード感も，ナッジの魅力です。

## 結果

　ナッジに基づく介入を行ったA保健所での消毒液の消費量は，4週目までは増加し，一定の効果があったと評価しました。ただし，5週目以降，追加介入しない状況では，明らかな増加が見られなくなりました。

　しかし，8週目でもA保健所のほうが，B保健センターよりも消毒液の消費量が多かったことから（**図4-3**），これらのナッジは数週間程度，効果が続いたと言えそうです。

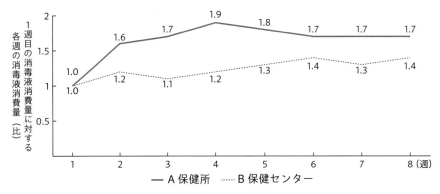

図4-3　A保健所とB保健センターの消毒液消費量の推移

　　本来，感染症予防にはヘルスリテラシー向上が望ましいです。ナッジの効果が長く続くと，その分，ヘルスリテラシーを向上させるための準備ができます。その意味でも，効果が継続するナッジの開発が期待されます。

# 実践事例❸：ナッジメッセージによる高齢期の　社会参加活動意向の促進

　ボランティア活動や趣味活動などを含む社会参加活動は，特に高齢期の健康増進や介護予防・フレイル予防の大切な要素です。しかし，どうすれば高齢者の社会参加を促進できるかは，実はよく分かっていません。そこで，高齢期の社会参加活動を促すためのナッジメッセージを考案し，その効果を検討してみました。

## 対象と調査方法

　2020年に新潟県十日町市下条地区，山形県川西町吉島地区で郵送により社会参加活動への関心や意向に関する質問紙調査を行いました。対象者は，65歳以上の各地区の住民全数でした〔2171名（下条地区1229名，吉島

①個人利得

> 社会参加活動は，あなた自身の健康や認知症予防に良い影響をもたらすことが知られています。あなたが社会参加活動をすることで，あなたのやりたいことを長く続けられたり，ご自身が負担する医療や介護の費用を安く抑えられたりする効果が期待できます。

②個人損失

> 社会参加活動は，あなた自身の健康や認知症予防に良い影響をもたらすことが知られています。あなたが社会参加活動をしなければ，あなたのやりたいことを諦めることになったり，ご自身が負担する医療や介護の費用が高くついたりする可能性があります。

③地域利得

> 社会参加活動は，あなた自身がお住まいの地域に良い影響をもたらすことが知られています。あなたが社会参加活動をすることで，●●地区に住む人同士のつながりや絆が強まり，地域の皆さんが元気に安心して住み続けられるといった効果が期待できます。

※●●には，居住地区名を入れて使用しました。

**図 4-4　考案した 3 つのナッジメッセージ**

地区 942 名）〕。質問紙の返信があった者のうち，長期入院入所，要介護 3 以上の者，現在の社会参加活動の有無の質問に回答がなかった者を除いた 1524 票（下条地区 835 票，吉島地区 689 票）を分析対象としました。

　この質問紙に社会参加活動を促すナッジメッセージを付けて，質問紙の回答への影響を調査しました。質問紙に付けたナッジメッセージは，「①個人利得」「②個人損失」「③地域利得」を強調した 3 つでした（図 4-4）。

　調査票は 4 種類作成しました。3 つの調査票には，図 4-4 のそれぞれのナッジメッセージを提示し，残りの一つは何のメッセージも示しませんでした（これを「④対照群」とした）。

　対象者は，調査地区ごとに①〜④の調査票に無作為に割り付けられました。調査票で提示したナッジメッセージの後ろには，「社会参加活動への関心」「社会参加活動への印象」についての質問を設けました（④はメッセージの提示なし）。また，社会参加活動を行っていない対象者には「社会参加活動を始めてみたいか」，すでに社会参加活動を行っている対象者には「現在の活動頻度や種類を増やしたいか」という「社会参加活動への意向」についても尋ねました。

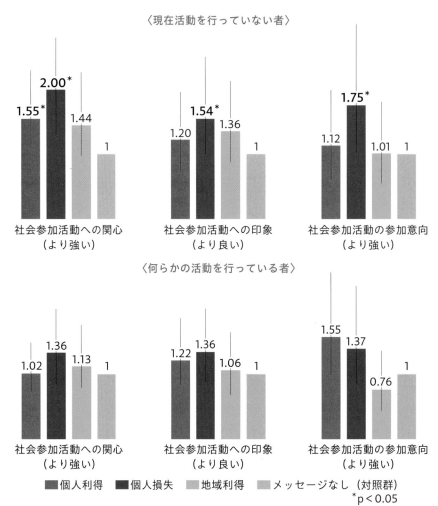

〈現在活動を行っていない者〉

社会参加活動への関心
（より強い）

1.55* 2.00* 1.44 1

社会参加活動への印象
（より良い）

1.20 1.54* 1.36 1

社会参加活動の参加意向
（より強い）

1.12 1.75* 1.01 1

〈何らかの活動を行っている者〉

社会参加活動への関心
（より強い）

1.02 1.36 1.13 1

社会参加活動への印象
（より良い）

1.22 1.36 1.06 1

社会参加活動の参加意向
（より強い）

1.55 1.37 0.76 1

■個人利得　■個人損失　■地域利得　■メッセージなし（対照群）
*p＜0.05

※調査地区，年齢，性別，婚姻状況，教育歴，経済的ゆとり，就学状況，主観的健康感を調整した順序ロジスティック回帰分析。

**図 4-5　ナッジメッセージと社会参加活動への関心，印象の関連，参加意向**

## ┃ 結果

　社会参加活動を行っていない対象者では，「④対照群」に比べ，「①個人利得」と「②個人損失」のメッセージを読んだ対象者の関心が高いという結果でした（それぞれ 1.55 倍と 2.00 倍）。

　また，「②個人損失」のメッセージを読んだ対象者は，「④対照群」に比べ，印象の良さが 1.54 倍高く，参加意向が 1.75 倍高いという結果でした。すでに社会参加活動を行っている対象者では，いずれのナッジメッセージも関連がありませんでした（**図 4-5**）。

社会参加活動を行っていない対象者では，個人損失は全てのアウトカムに対して社会参加活動を促進する方向に関連していました。この結果を見ると，高齢期の社会参加活動を促すためには，行うことのメリットよりも，行わないことによるデメリットに訴求したメッセージの方が有効な可能性があります。

　「実際に社会参加活動を始めたか」までは検証できていませんが，「健康に良いから社会参加しましょう」といったよくある誘い文句よりも，損失回避性に訴えかけたメッセージの方が効果があるようです。社会参加活動への印象も良いというのは興味深いですね。ただし，どのメッセージを実際に活用するかは，倫理的な観点も踏まえて決定する必要があります。

**コラム7**

# 読者からの質問コーナー③

　ナッジは，人の行動に関することであれば応用可能です。寄せられた質問から以下の2つをご紹介します。

**Q** **個別通知だけでなく，市の広報でもナッジは活用できますか？**

**A** 活用できます。ナッジは，多くの人が持つ心理傾向（認知バイアス）に沿った介入であり，集団介入にも適しています。実際に，ナッジはホームページ，ポスター，チラシ，SNS，動画など，さまざまな媒体で活用されています。

　ただし，メッセージは，誰に，どのような行動を促したいのかを明確に定義し，「行動プロセスマップ」を書いてみてその行動の阻害要因や促進要因を特定しておかないと，逆効果になることもあります。

**Q** **医療機関の負担軽減のためにナッジを活用できないでしょうか？**

**A** EAST の「Easy（簡単に）」の視点を活かすことで，業務軽減化に

つながります。例えば，デフォルトや手順を変えることで，手続きの面倒さを軽減できます。

　また，説明資料をシンプルにし，細分化した手順と手間を時系列で示し，動作指示を明確化することで，相手もスムーズに正しく動くことが期待できます。

　そのためにも，上記の質問と同様，「行動プロセスマップ」を書いてみて，どこに障壁があるかを明らかにした上で，それを克服するナッジを検討する必要があります。

### 第4章のまとめ ～ナッジTips～

- ● ナッジは，保健活動のさまざまなシーンで活用できる。
- ● 行動プロセスマップで目標行動とその障壁を特定し，最適なナッジを選択し，実施後に効果評価を実施することが重要である。

文献
1) Takebayashi, M., Takebayashi, K.: Control experiment for health center users to compare the usage of hand sanitizers through nudges during the COVID-19 pandemic in Japan. Int J Environ Res Public Health, 8(6): 299-303, 2021.
2) World Health Organization: WHO guidelines on hand hygiene in health care First global patient safety challenge clean care is safer care. 2009.

# 効果評価は
# どうしたら良いの?

　第4章までは，EAST や行動プロセスマップなどを紹介してきました。これらを活用することで，ナッジの利いた保健活動を行うことが可能になります。しかし，やりっぱなしではいけません。忘れてはいけないのが効果評価です。EAST 活用の4ステップの最終ステップに介入後の評価が位置付けられています。

　第5章では，ナッジの効果評価に必要な要素や具体的な手順について説明していきます。

## なぜ効果を評価する必要があるのか

　まず，「なぜナッジの効果を評価する必要があるのか」を考えます。ナッジは，「認知バイアスを踏まえて行動変容を促す」という目新しさがあります。そのため，面白いナッジを考えることに意識が向かいがちです。

　しかし，ナッジは保健行動を促す数多い手段の一つに過ぎません。いくらユニークなナッジを考えても，それが目標行動の達成につながらないのであれば，意味がありません。それどころか，ナッジを取り入れる前のほうが，効果が高かったということもあり得ます。そのため，ナッジが本当に受け手に行動変容をもたらしているかを判断するには，効果を客観的に評価する必要があります。

　行政事業では，PDCA サイクルを用いた評価が重要視されています。ナッジも同じように PDCA サイクルを回しながら良いものにしていく必要があります。

　ナッジの効果評価の必要性を，3つにまとめました。

## ❶より良いナッジを考えることができる

実施したナッジに効果があったのか，あったのであればどの程度だったのかを知ることができます。また，ナッジが利きやすかった層と，そうでなかった層を明らかにすることもできます。詳細に効果を検討することで，ナッジの次の一手を考えることにつながります。

## ❷職場や住民にナッジの意義を理解してもらいやすい

ナッジを広めていく場面で，知識や考え方を伝えるだけでなく，ナッジの効果を数値で示すことができれば，さらに関心を持ってもらえるでしょう。

## ❸ナッジを継続すべきかを検討できる

どのナッジを用いるのか優先順位を付ける必要があります。効果があるナッジはどんどん広めていったほうが良く，効果がないナッジはそれ以上継続する意味はありません。これからそのナッジをどうしていくか決める際，効果評価の結果は重要な判断材料になります。

# 評価指標：大事なのは「何を評価するか」

効果評価と聞くと，「研究デザインや統計解析など，ややこしそう」とひるんでしまう人も多いかと思います。確かに，適切な研究デザインや統計解析は重要です（詳しくは以降の項で説明します）。しかし，「何を評価するか」はもっと重要です。介入（ナッジ）の狙いと評価する指標（アウトカム）が一致していなければ，いくら良いナッジを仕掛けても，正しく評価できず，時に誤った結論を導いてしまいます。

EAST活用の4ステップでは，「何を評価するか」は介入方法の設計（ステップ3）の段階で決めておきます。その際，「アウトカムが測定可能か」「評価のためのデータが入手可能か」も併せて検討します。

介入の評価をするには，アウトカムへの影響を議論します。そのとき，アウトカムの「発生の有無」「頻度」「程度」といったように数量的データ

表 5-1　**データの種類**

| 分類 | 尺度 | 説明 |
|---|---|---|
| カテゴリーデータ | 名義尺度 | 値に順序がないデータ〔例：「運動している」「運動していない」のような 2 値で表せるデータ，（通勤手段が）「電車・バス」「車」「自転車」「徒歩」のような順序のない複数カテゴリーで表せるデータ〕 |
|  | 順序尺度 | 値に順序のあるデータ（例：「全くない」「週 1 回程度」「2〜3 日に 1 回程度」「ほぼ毎日」のような頻度データ） |
| 数量データ | 間隔尺度 | 値の間隔に意味があるデータ（例：心理尺度の得点） |
|  | 比尺度 | 値の差にも比にも意味があり，ゼロ（0）に意味があるデータ（例：身長，体重，血圧） |

として測定できることが大切です。データの種類を**表 5-1** に整理しました。データの種類によって，実施できる統計解析の手法が変わってくるので，測定したデータがどの種類かを意識することが大切です。

　評価したいアウトカムが曖昧なままだと，数量的に測定することができません。逆に，たとえ数量的に測定できても，それが評価したい事柄をきちんと捉えられていなければ意味がありません。

　数量的に評価できるアウトカムを決めることができても，それを測定してデータ化することが難しい場合もあります。例えば，電車の不正乗車を減らすためのナッジを考案したとしても，不正乗車の発生数を正確に測定することは現実的には困難です。鉄道会社も警察も，そのようなデータは持っていません。そうなると，ナッジが本当に不正乗車を減少させたかの検証は難しいということになります。測定やデータ入手が困難な場合には，その指標は諦めて別の測定可能な指標に変更する必要があるかもしれません。

　いずれにしても，「ナッジを考えること」に加え，「そのナッジの効果を評価する指標の選定」は，最初の段階で行っておくべき作業です。

　表 5-1 の補足です。アンケートでよく使うリッカート尺度（例：「1 ＝そう思う」「2 ＝まあそう思う」「3 ＝あまりそう思わない」「4 ＝そう思わない」）は，順序尺度か間隔尺度かで議論が分かれますが，間隔尺度として扱うことが多いです。

# 研究デザイン：適切な比較相手を設定する

　次に，どういう枠組みでナッジの効果を評価するかに関わる研究デザインを説明します。まずは評価する上での重要なポイントを2つ示します。

## 評価する上でのポイント

### ①何かと比較すること

　例えば，「今日は仕事を頑張った！」と思えた日があったとします。なぜその日は頑張ったと思えたのでしょうか？　それは，「普段の自分より集中して仕事ができた」「同僚と比べてたくさんの仕事をこなした」など，何かと比べたからです。同様に「ナッジに効果があったのか」は，ナッジがない状態と比べることで判断できます。

　介入（ナッジ）を行う場合には，比較する相手を設定したほうが明確な結論を得ることができます。具体的には，「介入を行う前の状態との比較」「介入が実施されていない集団との比較」が重要です。

### ②適切な相手と比較すること

　例えば，ナッジを使って特定健診の受診勧奨をした結果，受診率が30%だったとします。その受診率が高いか低いかを検証するには何と比較するのが良いのでしょうか？

　おそらく乳幼児健診の受診率と比較しようとする人はいないでしょう。なぜなら，乳幼児健診は，特定健診とは対象年齢も目的も全く違うため，比較相手として不適切だからです。多くの場合，昨年度の特定健診受診率や，人口規模が似ている自治体の特定健診受診率と比較します。適切な相手を選ぶことで，適切な比較ができます。

　最良の方法は，介入群（ナッジを実施するグループ）と同じ特性を持った集団を対照群（ナッジを実施しないグループ）を設定する方法です。「そんなことできるの？」と思うかもしれませんが，無作為化（ランダム化）割付をすることで，それに近い設定が可能になります。

無作為化することで，性別や年齢などの対象者属性，介入前のアウトカムの程度など，介入群と対照群の特徴を均等化させ，比較可能な形に近づけることができるのです。対象者数が多いほど，より厳密に均等化されます。無作為化割付を行った比較デザインを，無作為化比較試験（RCT）と呼びます。

よく見られる誤字として，「×対象群（○対照群）」「×優位差（○有意差）」があり，注意しないと私もよく間違えます。

## 代表的な研究デザイン

　次に，代表的な研究デザインを4つ紹介します（図5-1）。

| ①1群事前事後 比較デザイン | ②2群事前事後 比較デザイン | ③複数群事前事後 比較デザイン | ④クロスオーバー デザイン |
|---|---|---|---|
| $O_{A1}$ X $O_{A2}$ | $O_{A1}$ X $O_{A2}$<br>$O_{B1}$　$O_{B2}$ | $O_{A1}$ $X_a$ $O_{A2}$<br>$O_{B1}$ $X_b$ $O_{B2}$<br>$O_{C1}$　$O_{C2}$ | $O_{A1}$ X $O_{A2}$　$O_{A3}$<br>$O_{B1}$　$O_{B2}$ X $O_{B3}$ |

図 5-1　**代表的な研究デザイン**
O：測定，X：介入を表す。

### ①1群事前事後比較デザイン

　対照群を設けずに介入群のみで介入効果を調べる，比較的実行しやすいデザインです。しかし，対照群がないため，生じた変化が本当に介入によるものかどうかが判断できないという問題が残ります。

　例えば，喫煙者を対象としたナッジを企画し（X），実施前（$O_{A1}$）と実施1年後（$O_{A2}$）の喫煙者の禁煙への意識や喫煙行動を調査し評価するとします。ナッジ実施前に比べて，ナッジ実施後のほうが禁煙意欲が向上し，実際に禁煙を始めた人が増えたという結果が得られたとしても，介入期間中（評価と評価の間）にタバコの値上げが行われていたら，この結果が本当にナッジによって導かれた効果と断定することが難しくなります。

　対照群を設けないデザインでは，こうした外的要因による影響が制御で

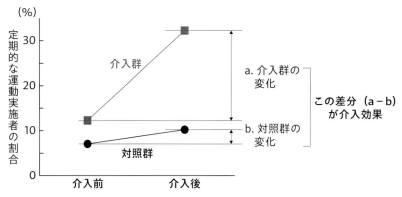

図 5-2　2 群事前事後比較デザインの結果のイメージ

きません。そのため，再び同じナッジを仕掛けたとしても，同様の効果が得られる保証はありません。

### ② 2 群事前事後比較デザイン

　介入研究の基本デザインで，介入群（A）と対照群（B）の 2 つの群を設定し，介入前後（$O_{A1} \rightarrow O_{A2}$, $O_{B1} \rightarrow O_{B2}$）でアウトカムを測定してそれぞれの変化を調べる研究デザインです。繰り返しになりますが，対照群を設けるのは，「介入（X）をしなかった場合はどうなるのか」を調べ，介入群で見られた効果が本当にその介入によって生じたものなのかを判断するためです。

　例えば，運動促進のナッジを行ったとします。もしそのナッジに効果があった場合，図 5-2 のように介入群のアウトカムは向上すると考えられます。一方，対照群はナッジを受けていないので，アウトカムが変化したとしても，それはナッジとは関係のない自然な変化（例：加齢や季節による変化）と見なすことができます。その場合，介入効果は，「介入群の変化」から「（介入がなくても変化した）対照群の差」を差し引いた分となります。

### ③複数群事前事後比較デザイン

　効果を調べたい介入が 2 つ以上ある場合には，複数群に分ける研究デザインもあります。ナッジが 2 種類ある場合，図 5-1 の「③複数群事前事後比較デザイン」のように「ナッジ a 実施群（A）」「ナッジ b 実施群（B）」「ナッジ実施なし群（C）」の 3 群を設定する方法が考えられます。「ナッジ a 実施群」「ナッジ b 実施群」のそれぞれと「ナッジ実施なし群」を比較す

れば，ナッジ a（$X_a$）と b（$X_b$）の効果を判断することができます。また，「ナッジ a 実施群」と「ナッジ b 実施群」の比較も可能になります*。

### ④クロスオーバーデザイン（交差法）

　2群（A，B）を設定し，両方の群に介入（X）を実施するという，少し変則的な研究デザインです。前半には，A群には最初に介入を行い，B群には介入を行わない（非介入）という通常の比較試験の研究デザインを用います。しかし，後半は，入れ替え，今度はB群に対して，同じ介入を行います。

　この研究デザインは，介入を受ける群が2つになるため，より大きなサンプルサイズで介入効果を検証できる点，介入後のアウトカムの変化を調べられる点がメリットとして挙げられます。また，どちらの群に割り付けられても介入を受ける機会が等しくあるため，倫理的にも許容されやすい研究デザインと言えます。

# 統計解析：感覚では数値は評価できない

　統計解析は，客観性，再現性のある形で効果を評価するための大事なステップです。そのためにも，その目的はしっかりと押さえておきたいところです。

　ナッジによる介入結果に対する統計解析の一番の目的は，「ナッジの効果が本当に意味あるものかどうかを判定すること」です。例えば，100名に運動教室の案内を出し，去年はナッジを使わなかったら申込者が25名，今年は募集時にナッジを使ったら申込者30名だったとします。担当者としては，「5名増えたから，ナッジは効果があった」と考えたくなります。しかし，これはあくまでも主観的な評価です。ほかの人は，この結果を「去年とほとんど変わらない」と評価するかもしれません。

　明確な基準がない限り，この議論は決着しません。この場合，統計学的有意性（いわゆるp値）という客観的基準で判定します。慣例的に，p値が

---

*ただし，3群以上の比較では検定の多重性という問題が生じ，p値を調整する必要があるので，注意が必要です。

0.05 より大きいと，その違いは偶然見られただけで，「統計学的には有意な差はない」と判断します。

　この運動教室の事例では，p 値を計算すると 0.05 より大きくなりました。つまり，去年と今年の募集人数には統計学的には有意な差はなく，「このナッジは必ずしも効果があるとは言えない」という結論になります。

　統計解析の手法は，アウトカムの種類，研究デザインの種類，利用可能なアウトカム以外の情報（例：性別，年齢）などによって変わり，本書では個別の解析手法の説明は省略します。たくさんの手法があるので，その中から適切なものを用いないと，誤った結果が出てしまう可能性もあります。解析手法の判断に不安がある場合には，介入を設計する段階から，専門家に相談することをお勧めします。

　昨今，科学的根拠に基づく政策立案（EBPM）が強調されています。そんな中，統計解析を用いた事業評価は，今後ますます求められ，上司だけでなく外部の人も事業効果を客観的に理解しやすくなります。

　とはいえ，統計学的有意性が全てというわけではありません。臨床・実践現場から見て，意義があるかという視点（臨床的有意性）も重要です。

　例えば，運動教室参加者の平均体重が 0.3 kg 下がったとします。統計学的には有意な減少でも，現場視点では，0.3 kg 減ったくらいでは教室の効果ありと断言しづらいところです。

　統計学的有意性と合わせて，臨床的有意性を検討することがポイントです。

統計学的に有意ではなくても,「長年,同じメンバーしか参加していなかったのに,今年は今まで見向きもしなかった住民が5名参加した」というのは,現場では大きな前進だと考えます。その意味からも,統計と臨床の両面から評価することが求められます。

# Q & A　評価に関する疑問にお答えします!

## アウトカムの設定

**Q** どのような評価指標を使えば良いでしょうか?

**A** 評価指標は目標に依拠します。「目標は何か?」に立ち返って,何を変化・改善させたいかを改めて思い出してみましょう。

　また,「ナッジがうまく機能することで,変化するものは何か?」を考えると,評価指標を設定しやすくなります。最終目標がBMIの低下だとして,評価指標としては「野菜摂取量の増加」にしても良いですし,「行動変容ステージの変化(例:無関心→関心)」にしても良いかもしれません。

　ただ,対象者の意識や態度のように,新たに本人に調査しないと分からないものもあります。実際に調査が実施できるかどうかも含めて,評価指標を検討する必要があります。

## 研究デザイン

**Q** ナッジ実施前と実施後の2回でデータ収集を行う必要はありますか?

**A** 「ナッジを取り入れる前と比べて,取り入れた後には○○が△△増加した」ということが検証できれば,ナッジの効果が示せます。そのため,実施前と後の2時点でデータを収集するほうが望ましいでしょう。

　なお,ナッジ実施前といっても,「ナッジを実施する直前」「ナッジ

を実施していない昨年度」など，さまざまな時期が考えられます。どれが適切なのか，そしてデータは入手可能かを考慮し，比較時期を設定していきます。

　　介入前に測定は行わず，介入後にだけ測定を行うという方法もあります。例えば，「以前と比べて運動へのやる気は高まりましたか？」という質問をすれば，介入前からの変化を把握することができます。

　　確かに測定が1回なので，実施しやすいですね。でも，介入による変化を正確に測定できているかと言うと課題があります。やはり，「ナッジを行う前の状態との比較」「ナッジが実施されていない集団との比較」があった方が，信頼性の高い結果が得られそうです。

**Q** 比較相手は，どういう人を集めれば良いですか？

**A** 特性の違う比較相手を設定すると，得られた結果がナッジによるものなのか，特性の違いによってもたらされたのかが，分からなくなります。このため，できるだけ似た特性を持つグループとの比較が重要です。そのための方法として，無作為化やマッチングなどがあります。

**Q** 無作為化比較試験（RCT）はハードルが高く感じます。RCTをする必要はありますか？

**A** RCTは，乱数表などでランダムにグループ分けし，各グループの特性を均一に近づける方法です。また，RCTによって得られた知見は，科学的にも強い根拠となり，事業効果を見るときにも非常に有効です。

　一方，RCTができなかった場合でも，「層化」「限定」「マッチング」「統計学的調整」などを使った解析を行うことによって，精度を高めることができます。

**Q** 統計を行うには，対象者を何人集めれば良いですか？

**A** 統計解析に必要な人数を「サンプルサイズ」と言います。サンプルサイズは，「想定する効果量（ナッジにより，グループ間でどのくらいの差が見られそうか）」「有意水準」「検出力」で算出されます。

　ほかには，類似する先行研究や先行事例を参考に設計する方法も考えられます。

　サンプルサイズを計算するためのウェブサイトもあります。効果量，有意水準，検出力，検定手法を入力すると，サンプルサイズが自動で計算されます。

## 統計解析

**Q** 評価を行うためには，必ず統計解析をするべきでしょうか？

**A** 統計解析を使っていないからといって，その評価が無意味だとは思いません。しかし，統計解析を使わないと，主観的な解釈にとどまってしまいます。「ナッジを用いたら参加率が5％上がった」という結果に満足し，統計学的な検証をしないまま翌年度に別の地区で実施したら，全く効果が出なかった，という話を耳にすることがあります。統計学的に評価することで，客観性，再現性が高まります。

**Q** そもそも統計が苦手です……。どうすれば良いでしょうか？

**A** 統計データの理解は，専門職に求められるスキルです。例えば，住民調査結果の平均値だけを追うのではなく，標準偏差の意味を理解して結果を読み解けば，新たに健康格差の実態が見えてくることもあります。

　一方，実務をこなしながら統計の勉強をするのは大変です。そんなときは，相談できる人を探してみるのがお勧めです。事務職の同僚が実は統計に強いかもしれませんし，昔の友達が研究者を紹介してくれるかもしれません。

# 実践事例から効果評価の方法を学ぶ

効果検証を行った実践事例を見ていきます。

神奈川県横浜市では，特定健診未受診者に対し，SMS（ショートメッセージサービス）による受診勧奨を実施し，SMS の表現による受診勧奨効果の違いを検証しました。

## 検証方法

- 横浜市の特定健診対象者は数十万人と規模が大きく，数％の受診率の変化であっても，何千人という対象者に影響します。そのため，事業評価はより慎重に行う必要があり，RCT によって効果検証を行いました。
- 「40〜59 歳」「直近の 3 年間で特定健診未受診」「横浜市が携帯電話番号を把握している」の条件を満たした約 1 万人を，無作為に 4 グループ（各グループ約 2500 人）に分けました。
- 「標準的なメッセージ 1 種類」と「ナッジを利かせたメッセージ 3 種類（社会規範，インセンティブ，タイムリー）」の合計 4 種類のメッセージを作成しました（図 5-3）。

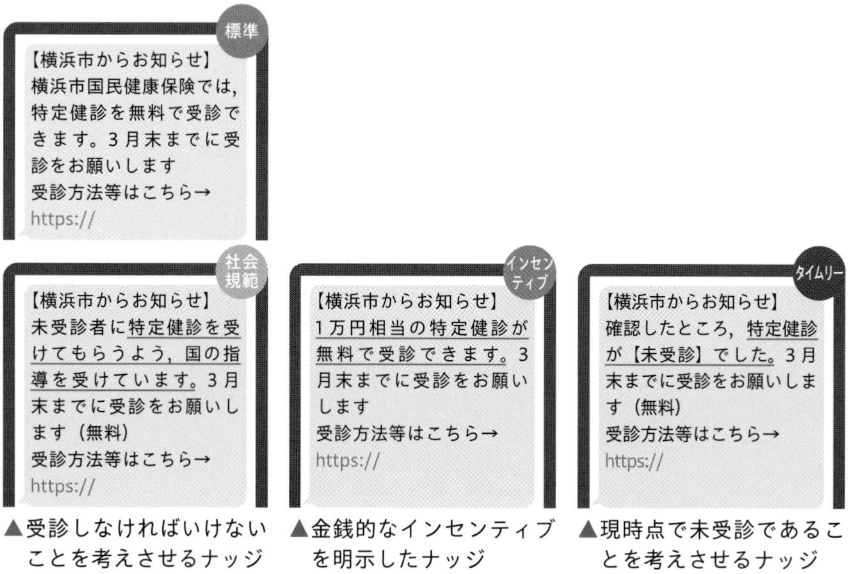

標準
【横浜市からお知らせ】
横浜市国民健康保険では，特定健診を無料で受診できます。3 月末までに受診をお願いします
受診方法等はこちら→
https://

社会規範
【横浜市からお知らせ】
未受診者に特定健診を受けてもらうよう，国の指導を受けています。3 月末までに受診をお願いします（無料）
受診方法等はこちら→
https://
▲受診しなければいけないことを考えさせるナッジ

インセンティブ
【横浜市からお知らせ】
1 万円相当の特定健診が無料で受診できます。3 月末までに受診をお願いします
受診方法等はこちら→
https://
▲金銭的なインセンティブを明示したナッジ

タイムリー
【横浜市からお知らせ】
確認したところ，特定健診が【未受診】でした。3 月末までに受診をお願いします（無料）
受診方法等はこちら→
https://
▲現時点で未受診であることを考えさせるナッジ

図 5-3　効果検証のために作成した 4 種類のメッセージ

- グループごとに別々のメッセージを送信し，グループ別の受診率を評価指標として比較しました。解析は，カイ二乗検定という手法を用いました。
- 研究機関の協力も得て，倫理審査委員会の承認を受けました。また，行政内部での個人情報保護審査も行いました。

## 結果

ナッジを使ったメッセージは，ナッジなしの「標準的なメッセージ」と比べて，特定健診受診率が最大1.8ポイント高いという結果でした（図5-4）。「標準的なメッセージ」との差は，どれも統計学的に有意でした。

## 担当者のコメント

検証結果を実際に現場でどの程度反映できそうか，また，検証のコストや実現可能性も含めて，評価手法を選択しました。

最初は無理だと思っていた効果検証でしたが，やってみたら意外とスムーズに行うことができました。成果が目に見えると，モチベーションも高まります。

今までは，ナッジの導入に対して役所内で反対されることが多かったのですが，効果検証を実施したことで，ナッジ導入への説得力を高めることができました。

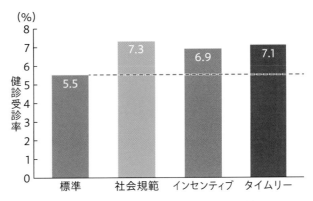

図 5-4　メッセージ内容による健診受診の勧奨効果

- 「何を評価するか」が大事であり，ナッジの内容に対応する指標を設定する。
- 適切な比較相手があってこそ，効果が明らかになる。
- 効果を客観的に示すために統計解析は重要である。

# 弱点を知った上で ナッジを使う

　第6章では，ナッジの限界や失敗事例を紹介します。ナッジは新しい手法であり，そのため多くの期待が集まっています。しかし，ナッジは万能ではありません。ナッジの弱点を知ることで，効果的な活用が可能になります。

## ナッジの限界

　ナッジにも限界があります。主なものを3つ紹介します。

### ❶ターゲットとする行動によって利き方が違う

　ターゲットとする行動によっては，ナッジが利きにくいものがあります。例えば，喫煙のような嗜癖行動は，「自分は困っていない」「やめようと思えばいつかやめられる」と本人が正当化している場合が多く，ナッジだけで行動変容を起こすことは難しい傾向があります。また，いきなり「喫煙は体に悪い」といった正論を言うと，対象者は心を閉ざしてしまう可能性もあり，注意が必要です。

　このような場合には，ナッジで心を開いてから啓発するなど，複数の介入の組み合わせがお勧めです。

### ❷ほかの研究事例と同じ効果が出るとは限らない

　多くのナッジの研究事例は海外で行われたもので，日本での研究や実践が不足しています。ナッジの効果は文化や社会制度などの地域性にも左右

されます。海外事例と同じナッジを行っても，日本でも同様の効果が出る
かは保証できません。

## ナッジ活用の傾向

　ナッジによる生活習慣改善の系統的レビュー[1]（特定のテーマの論文を
統合・整理した研究）では，66件の対象論文中，55件が食行動，5件
は減量，3件は身体活動，2件は食事・栄養と身体活動の組み合わ
せ，1件は睡眠に関係するトピックでした。

　食行動は，「食物を選択する→食べる」というプロセスです。選択
から食べるまでの時間が短いため，選択の段階でナッジを利かせられ
れば，健康的な食事へと促しやすくなります。

　一方，身体活動は，運動を行う環境を整えてから実際の運動に至る
までの時間が長く，運動したくなるナッジを仕掛けても，実際に運動
するまでに阻害要因が生じる可能性があります。例えば，フィットネ
スクラブを予約したくなるナッジが利いたとしても，当日，準備が面
倒になり，結局行かないということはよくあります。

　なお，この系統的レビューでは，健康アプリによる歩数促進の研究
には触れられていません。最近の研究では，インセンティブ主体型
（「Carrot rewards」[2]など），ゲーミフィケーション型（「ポケモンGO」[3]な
ど），ナッジ×ヘルスリテラシー型（「kencom」[4]など）の健康アプリが
身体活動を促進することが示されています。

文献
1) Ledderer, L., Kjær, M., Madsen, EK., et al.: Nudging in public health lifestyle interventions: A systematic literature review and metasynthesis. Health Educ Behav, 47(5): 749–764, 2020.
2) Rondina Ii, R., Pearson, EK., Prapavessis H., et al.: Bright spots, physical activity investments that (almost) worked: Carrot Rewards app, driving engagement with pennies a day. Br J Sports Med, 54(15): 927–929, 2020.
3) Wagner-Greene, VR., Wotring, AJ., Castor, T., et al.: Pokémon GO: Healthy or Harmful?. Am J Public Health, 107(1): 35–36, 2017.
4) Hamaya, R., Fukuda, H., Takebayashi, M., et al.: Effects of an mHealth App (kencom) With Integrated Functions for Healthy Lifestyles on Physical Activity Levels and Cardiovascular Risk Biomarkers: Observational Study of 12,602 Users. J Med Internet Res, 23(4): e21622, 2021.

## ❸長期的効果までは見込めない可能性がある

　多くの研究が立証しているのは短期的効果です。先のコラムで「食行動に関するナッジが多い」と紹介しましたが，ナッジだけで望ましい食習慣を継続させた事例は実に少ないのです。専門家からも「ナッジの効果は小さく，長続きしない」という意見もあり[1]，長期的かつ安定的に効果を発揮するナッジの開発が提言されています[2]。これに対しては複数の介入を組み合わせたり，デフォルト化したりすることで，持続できるようになる可能性があります。

　また，ナッジの先のアプローチとして，「ブースト（人の意思決定能力そのものを向上させようとするアプローチ）」が提唱されています。例えば，ヘルスリテラシー向上のための働きかけはブーストに当てはまります。「ナッジで一歩踏み出し，ブーストで行動定着」という組み合わせは理想的と言えそうです。

# 改めて，エビデンスは大切

　保健活動には「選択と集中」が求められます。有限な人員・物資・予算・時間の中では，一つの手法を取ることを決定したら，ほかの選択肢は諦めることになります。このとき，エビデンスがあるにもかかわらず，それを軽視し，自分の経験や思い込みで意思決定をするのは，対象者の生命を危険にさらす可能性さえあります。

　確かに，エビデンスは先行研究の結果であり，対象者が同じ行動をするとは限りません。しかし，成功確率が高い方法を選択するためには，エビデンスは大きな拠り所となります。皆さんが関わる現場での検証結果も，貴重なエビデンスになり得ます。

　学会発表や誌上での公表を積極的に行い，ナッジの知見が蓄積されていくことで，より多くの人がナッジの恩恵を受けられるようになります。

# ナッジの失敗事例

これまでの章では，ナッジの成功例を中心にお話ししてきました。一般的に，失敗例が語られる機会は少なく，必然的に成功体験談ばかりが日の目を見ることになります。ここでは，失敗事例を見ながら，ナッジが持つ課題を考えていきます。

## ありふれたイラスト

【事例】インターネットで入手した無料の笑顔のイラストを並べて，健康教室の広報を作った（図 6-1）。

【担当者の声】ベビーフェイス効果（赤ちゃんのような顔を見ると，微笑ましく感じる心理現象）を期待した。

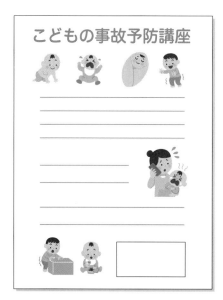

図 6-1　ありふれたイラストを多用した広報の例

無料イラストの中にはあまりに普及したために，陳腐な印象を与えてしまうこともあります。そのように思われてしまったら期待している効果は得られません。「絵がかわいいから，相手も興味を持つだろう」という思い込みから脱却するのは難しく，事前に対象者の反応を調べるか，外部の専門家の意見を聞くと良いでしょう。

## ネガティブな同調効果

【事例】「私たちの地区のがん検診受診率は 10 年連続県内ワースト。このままでいいの？」と広報した。

【担当者の声】対象者に問題意識を持ってほしくて，あえて厳しいキャッチコピーにした。

　これは「若者の投票率が下がっている」と広報すればするほど，投票率が下がる現象に似ています。このキャッチコピーでは，「ほかの人も受けていないのだから，しばらく様子を見よう」とネガティブな同調効果が発動し，受診を先送りする可能性があります。それよりは，図 6-2 のようなデータを示して「がん検診受診率は毎年少しずつ増加」などと，ポジティブな事実を伝えた方が良いでしょう。

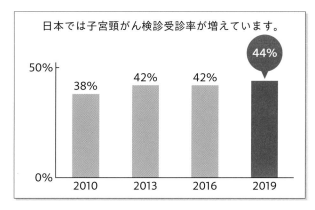

**図 6-2　改善後：ポジティブな同調効果を訴えるメッセージの例**
〔国立研究開発法人国立がん研究センター：がん検診受診率（国民生活基礎調査による推計値）. 2022. https://ganjoho.jp/reg_stat/statistics/stat/screening/screening.html（2023 年 7 月 20 日確認）を基に作成〕

## メッセージ疲労

【事例】「喫煙は百害あって一利なし」のキャッチコピーを入れた封筒を長年使用している。

【担当者の声】単純接触効果（何度も繰り返し接しているものを好きになる心理）が利いているのか，喫煙率は毎年少しずつ低下している。

　喫煙率が全国的に低下している中，「この封筒を受け取った人がそれ以外の人よりも禁煙を始めたのか」を検証しない限り，この封筒による禁煙促進効果は断言できません。

　一般的に，喫煙者はたばこのパッケージに記載された健康リスクを何度も読んでいるにもかかわらず，たばこを吸い続けています。そんな人に，「一利なし」と書かれた封筒を何度も送っても，メッセージ疲労（同じメッセージを何度も聞かされることにうんざりする現象）[3] を起こすだけかもしれません。

## 思いがけない作用

【事例】「今すぐ禁煙しないと，あなたは3年後に寝たきりになる可能性も」というメッセージと，死を想起させるイラストを入れたチラシを作った。

【担当者の声】損失回避ナッジとして，健康を失う大切さを直感的に訴えるデザインにした。

損失回避ナッジは不快感を引き起こしてしまうという側面を持つため，使い方には注意が必要です。人は怒りや嫌悪などの不快感を持つと，リスクを低く見積もる傾向があります[4]。「頭にきたから健康になってやる！」よりも，「不快だからたばこを吸ってやる！」となりやすいのです。

　その意味で，事前にターゲットとなる人の意見を聞き，「単に不快感を与えるだけの介入になっていないか？」「思わぬ作用を引き起こす可能性はないか？」を確認する必要があります（第3章，p.36参照）。

## 盛り込み過ぎたナッジ

**【事例】** チラシに EAST の要素を全て盛り込んだ（図6-3）。

**【担当者の声】** 全部盛り込むのは大変だったが，住民のことを考えてやり遂げた。

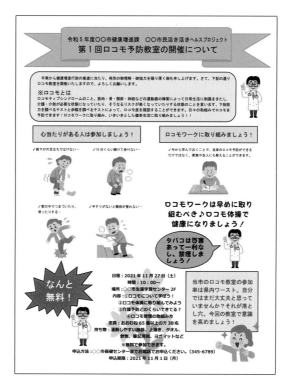

**図6-3　盛り込み過ぎたチラシの例**

EAST を順に全部盛り込むと，情報過多になり，結果的に「Easy」が確保されなくなったというジレンマが起こります（第3章，p.48参照）。最後に必ず「Easy」が確保されているかを，複数の目でチェックする仕組みを作っておくと良いですね。

　EAST は「ネガティブチェックリスト」として活用することもできます。EAST の要素を一つも満たしていない場合には内容を再考するようにすると良いでしょう。

## アイデア偏重

【事例】職員の自発性を重視し，ユニークなナッジを次々に実践している。

【担当者の声】前例にとらわれずに「まずはやってみる」「走りながら考える」をモットーに，ユニークなアイデアをどんどん取り入れることが，対象者の行動変容につながると考えている。

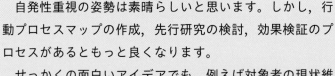

　自発性重視の姿勢は素晴らしいと思います。しかし，行動プロセスマップの作成，先行研究の検討，効果検証のプロセスがあるともっと良くなります。

　せっかくの面白いアイデアでも，例えば対象者の現状維持バイアスが強い場合，大きな変更は行動の阻害要因となり得ます。

　効果検証を確実に行うため，私は計画を立てるとき，エクセル表を作り，数値を入れると結果がすぐに出るようにしています。

　さらに，「数値入力は〇月〇日に行い，結果を公表します」と宣言して，先延ばしを防止しています。

> ### 第 6 章 の ま と め ～ナッジTips～

- ● ナッジを正しく活用するためには，ナッジの限界を知る必要がある。
- ● ナッジの失敗事例から得られるヒントは多い。失敗した要因を分析することも大事。

文献
1) 依田高典，石原卓典：金銭的インセンティブとナッジが健康増進に及ぼす効果：フィールド実験によるエビデンス．行動経済学，11：132-142，2018.
2) 佐々木周作，大竹文雄：医療現場の行動経済学：意思決定のバイアスとナッジ．行動経済学，11：110-120，2018.
3) So, J., Kim, S., Cohen, H.: Message fatigue: conceptual definition, operationalization, and correlates. Commun Monogr, 84(1): 5-29, 2017.
4) Ferrer, R., Klein, W., Lerner, J., et al.: Emotions and health decision-making extending the appraisal tendency framework to improve health and healthcare. In Roberto, C., Kawachi, I (Eds.): Behavioral Economics and Public Health. Oxford University Press, 2015.

# 保健活動におけるナッジの現状と未来

　第7章では，世界や国内においてどのようにナッジの導入が進んでいるのか，ナッジ・ユニットという組織を中心に紹介します。また，公衆衛生領域における研究の動向についても紹介します。国内の保健活動におけるナッジの活用は，まだはじまったばかりです。ぜひ，皆さんと知見を積み上げていけたらと思います。

## ナッジを巡る世界と日本の動向

　2008（平成20）年，リチャード・セイラーとキャス・サンスティーンの著書『Nudge』が発売され，日本では翌2009（平成21）年に，その訳本『実践行動経済学』（日経BP社）が発売されました。その後，リチャード・セイラーが2017（平成29）年にノーベル経済学賞を受賞したこともあり，ナッジが広く知られるようになりました。

　これに並行して，世界各地で政策へのナッジの導入が進んでいます。2010（平成22）年には英国政府に世界初のナッジ・ユニット（ナッジの政策活用をサポートするチーム）が発足し，その後，米国，オーストラリア，カナダなど，各国で設置され，世界銀行，国連機関，経済協力開発機構（OECD），欧州連合（EU）などの国際機関にも広がりました。今や世界に200以上のナッジ・ユニットがあります。

　日本でもナッジが普及してきています。中央官庁では，2017年に日本版ナッジ・ユニット（事務局は環境省）が設置され，2019（令和元）年には経済産業省でも設置されました。地方自治体では，2019年の横浜市を皮切りに，尼崎市，岡山県，つくば市，北海道，香川県，出水市，堺市，群馬県，宮城県などでナッジ・ユニットが設立されています（設置順に表記）。ナッジ・

ユニットが設置されていない省庁や自治体でも，プロジェクトベースでナッジを活用している場面が増えています。

2019年には，国の「成長戦略実行計画」[1) でナッジの活用が明記され，「健康寿命延伸プラン」[2) ではナッジなどを用いて自然に健康になれる環境づくりが推奨されています。保健活動でナッジが求められる流れは，今後ますます増えていくと推測されます。

## ナッジに関する研究の動向

公衆衛生分野において，ナッジに関する論文は蓄積されています。例えばPubMedという医学論文の検索エンジンで，「nudge」「health」というキーワードを組み合わせて論文検索をすると，研究が年々増加傾向にあることが確認できます（図7-1）。

この中には，系統的レビュー論文も含まれています。ここでは，保健分野のナッジをテーマとした系統的レビュー論文を3本紹介します（表7-1)[3~5)。

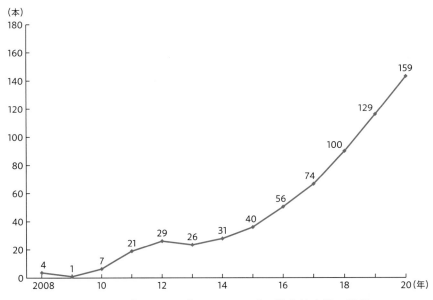

図7-1　PubMedでの「nudge」「health」による論文検索数の推移

1本目は，生活習慣全般に関する論文（表7-1の①）[3]です。特に食行動をターゲットにした場合にナッジを取り入れやすいことが示唆されています。

2本目は，健康的な食品の選択に関する論文（表7-1の②）[4]です。ナッジの中でも，「望ましい選択をひと目で分かるように表示するナッジ」が食選択に効果的なことが分かります。

3本目は，慢性疾患を持つ患者を対象にしたレビュー論文（表7-1の③）[5]です。慢性疾患を持つ患者は，いわゆる健常者とは違い，特有のバ

**表7-1　保健分野におけるナッジの効果をテーマとする系統的レビュー論文**

| 論文 | ❶[3] | ❷[4] | ❸[5] |
|---|---|---|---|
| 著者 | Ledderer L, et al. | Vecchio R, et al. | Möllenkamp M, et al. |
| 論文タイトル | Nudging in Public Health Lifestyle Interventions: A Systematic Literature Review and Metasynthesis | Increasing Healthy Food Choices through Nudges: A Systematic Review | The Effectiveness of Nudges in Improving the Self-Management of Patients with Chronic Diseases: A Systematic Literature Review |
| 発表年 | 2020年 | 2019年 | 2019年 |
| テーマ | 生活習慣全般 | 健康的な食品の選択 | 慢性疾患患者の自己管理 |
| 対象論文数 | 66論文 | 21論文 | 26論文 |
| 主な結果 | ● 健康的な食行動の促進に関する論文が最も多かった（55論文）。<br>● 介入で用いられたナッジは，食品の入手しやすさに関するもの，食品の情報提供に関するもの，メッセージや図を用いたものなど，8種類に分類された。また，複数のナッジを組み合わせた研究も見られた（31論文）。<br>● 多くの論文で望ましい介入効果を報告しているが，逆に望ましくない効果をもたらしたものも含まれていた。<br>● ナッジの即時・短期的な効果を報告した論文がほとんどだった。 | ● 情報の掲示，利用のしやすさ，プライミングに関する論文が多かった（それぞれ19論文，7論文，4論文）。<br>● 最も多く見られた「情報の掲示」に関する論文の中では，「食品選択の望ましさを信号機に見立てた表示」が多くの論文で取り入れられており，望ましい効果が見込める手法であることが示唆された。 | ● 注意喚起，計画を促す，金銭的インセンティブ，フィードバックに関する論文が多かった（それぞれ11論文，9論文，8論文，5論文）。<br>● 特に，注意喚起，計画を促す，フィードバックを用いた論文では，望ましい結果が多く見られた。 |

イアスを有している可能性があります。論文では，金銭的インセンティブを用いないナッジのほうが効果を見込めることが報告されています。

# ナッジのポイント

今後，エビデンスに基づく保健活動がますます求められていきます。前述の系統的レビューの考察を踏まえ，これから保健分野でナッジを活用する際に求められるポイントと所見をまとめてみました。

## 先行研究の検討を入念に

ナッジは，保健分野で広く活用でき，特に食行動をターゲットにしたナッジは，類似の先行研究が見つかりやすいと言えます。そのため，計画時には先行研究の検討を入念に行うことをお勧めします。

## 長期的な行動変容の場合は，ほかの介入との組み合わせを

多くのナッジは，短期的な行動促進に向いています。一方で，行動定着につながるナッジに関するエビデンスは少ないのが現状です。長期的な行動変容を目指す場合は，情報提供やインセンティブなどの介入と組み合わせることを考える必要があるでしょう。

## 効果評価とそれに見合った設計を

ナッジに期待していた効果とは真逆の効果が現れてしまったという研究も存在します[6]。これまでも繰り返し強調してきたように，実施後の効果検証は重要です。そして，効果検証を行うには，それに見合った設計が必要であり，その意味でも設計時点で専門家のサポートを受けることが有効です。

## 効果的なナッジの実践には対象の理解が重要

対象者の特性，社会・文化的背景によって，ナッジへの反応が異なる可能性があります。そのため，効果的なナッジの実践には，対象者や対象地域のことをよく理解しておく必要があります。これは保健師が得意とするところであり，だからこそ保健師がナッジを実践する意義があるのです。

> 日本人は他国に比べて，デフォルトの変更に抵抗を示すことが示唆されています[7]。こうした特性を把握することで，実効性のあるナッジの設計に役立つと考えられます。

# ナッジの未来

ナッジは，保健活動を効果的に行っていくために必須のスキルと言っても良いでしょう。管理栄養士の国家試験の出題基準には既にナッジが含まれており，今後は他分野でもその流れが加わると予想されます。日本におけるナッジ事例は少ないため，まずは実践を積み重ね，学会や論文の発表で共有して建設的な議論を繰り返していくことが求められます。このプロセスを通じて質の高い保健活動が実現していきます。

一方，保健活動の現場ではナッジの活用がなかなか進んでいないのが現状です。ナッジが活用されない理由として，「活用するイメージが持てない」「失敗への不安」などが挙げられています[8]。現場では，これまでの創意工夫の中で，ナッジと認識せずにナッジを用いていることも多々あります。そこで，専門家が「この取り組みにはこんなナッジが使われていた」と示すことで，職員がナッジを身近に感じ，理解が進んだ事例が報告されています[9]。これからは専門家との協働が重要になり，さらには専門家を交えて体系的にナッジを習得できる場の創出が求められてくるでしょう［コラム9］。

ナッジは新しい学問領域です。これからナッジがどう育っていくかは私たちの手に委ねられています。一緒にナッジの未来を作っていけたら，う

れしく思います。

## ナッジを学びたい人へ

　NPO 法人 PolicyGarage と YBiT では，毎月研究会をオンラインで開催しています。名簿登録者は 1000 名を超え，国や地方自治体，大学・研究機関，民間企業，学生など，毎回 100 名以上の人が参加しています。関心のある方は，NPO 法人 PolicyGarage の Web ページ（https://policygarage.or.jp/contact/）からお問い合わせください。

　また，大阪大学社会経済研究所と行動経済学会，PolicyGarage が共同で作成した，ナッジに関する知見と活用事例をまとめたサイト：「自治体ナッジシェア」を公開しています。こちらも併せてご覧ください。

自治体ナッジシェア
(https://nudge-share.jp/)

# これからナッジを活用される方々へ

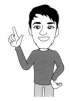

髙橋

「ここにも，あそこにもナッジが使えそう！」と現場の中でナッジがどう活用できるか考えることはとても楽しいことです。私自身，ナッジを知ってからさまざまなシーンで活用し，効果をすぐに実感できるものもありました。

ただ，忘れてはいけないことは，ナッジはあくまでも保健活動をより良くするための手段だということです。どの保健活動にも応用することができる一方で，ナッジだけでは保健活動は成り立ちません。ナッジは，多くの先人が積み上げてきた経験やエビデンスに基づいた保健活動を，必要な人に適切に届け，望ましい行動ができるように後押しするためのものだと思っています。

ぜひ，本書を契機にナッジを活かした保健活動を実践する人が一人でも多くなることを期待しています！

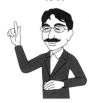

竹林

2020年の晴れた日。『保健師ジャーナル』での連載の打診をいただいたとき，私は「喜んで承ります」と即答しました。たくさんの方から感謝の言葉や励ましの言葉をいただきました。本当にありがとうございました。全てが私の大切な思い出です。

私はナッジのお話ができるのなら，全国どこにでも駆け付けます。お会いできることを楽しみにしています。

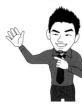
村山

　健康無関心層への有効な働きかけがないことは，長きにわたり公衆衛生従事者の悩みの種でした。「健康格差の縮小」は公衆衛生の大切なミッションであるにもかかわらず，その手法が確立していなかったのです。健康無関心層をはじめとした働きかけが難しい集団をなんとか理解しようと，私たちはさまざまなデータを解析し，居住環境を整えることや幼少期からのアプローチが重要といったことを明らかにしてきました。これらはエビデンスに基づいており，正しい方向性ではありますが，壮大で，保健師をはじめとする公衆衛生従事者個々が取り組むには限界があります。日々の業務で活かすことができ，もっと対象者の内面に迫るようなアプローチが必要ではないかと思っていました。

　行動経済学という分野，そしてナッジという手法を知り，人がもつ認知バイアスや思考モード（システム1，システム2）を学んだときは，まさに人の意思決定のカラクリを知ったような思いで，目から鱗でした。私達に足りていなかったのは，こういう部分での対象者理解だったのだと痛感しました。

　ナッジを学ぶことは，人間を深く知ることにつながります。それは，あらゆる保健活動や人との関わりにも関係します。本書が，皆さんの日々の活動を少しでもやりやすく，面白く，そして豊かにする助けになっていれば，こんなにうれしいことはありません。

文献
1) 内閣官房：成長戦略実行計画. 2019.
https://www.kantei.go.jp/jp/singi/keizaisaisei/pdf/ap2019.pdf（2023年7月20日確認）
2) 厚生労働省：健康寿命延伸プラン. 2019.
https://www.mhlw.go.jp/content/12601000/000514142.pdf（2023年7月20日確認）.
3) Ledderer, L., Kjær,M., Madsen, E.K., et al.: Nudging in Public Health Lifestyle Interventions: A Systematic Literature Review and Metasynthesis. Health Educ Behav, 47(5): 749-764, 2020.
4) Vecchio, R., Cavallo, C.: Increasing Healthy Food Choices through Nudges: A Systematic Review. Food Quality and Preference, 78: 103714, 2019.
5) Möllenkamp, M., Zeppernick, M. Schreyögg, J.: The Effectiveness of Nudges in Improving the Self-Management of Patients with Chronic Diseases: A Systematic Literature Review. Health Policy, 123(12): 1199-1209, 2019.
6) Avitsland, A., Solbraa, AK., Riiser, A.: Promoting workplace stair climbing: Sometimes, not interfering is the best. Arch Public Health, 75(2): 2, 2017.

7) キャス・サンスティーン，ルチア・ライシュ（著），遠藤真美（訳）：データで見る行動経済学 全世界大規模調査で見えてきた「ナッジの真実」．pp120-147，日経 BP，2020.

8) 髙橋勇太，植竹香織，津田広和，他：日本の地方自治体における政策ナッジの実装：横浜市行動デザインチーム（YBiT）の事例に基づく体制構築と普及戦略に関する提案．独立行政法人経済産業研究所 Policy Discussion Paper Series．20：26，2020.

9) 竹林正樹，吉池信男，竹林紅：ナッジを用いた職域用体重測定促進介入のプロセス評価．日本健康教育学会誌，29（2）：173-181，2021.

## あとがき

　「健康の大切さを分かっているけれど，うまく行動ができずに苦しんでいる人をどう支援していくのか？」は，公衆衛生分野の長年の課題でした。研究が進み，知識と行動のギャップには認知バイアスの影響があることが解明され，これに伴い，ナッジを用いた行動促進方法も明らかになってきました。

　一方で，多くの方から「ナッジは面白そうだけれども，どう使えば良いのか分からない」という悩みも聞かれます。本書は，現場の実践者がナッジを楽しく学べることを目的に執筆しました。

　ナッジは既存の介入とも相性が良いです。情報提供をするにしても，最初にナッジで心を開いた状態にすることで，好意的に受け止められる可能性が高まります。ナッジを活用できることで，保健活動の可能性が大きく広がると確信しています。

　本書は，『保健師ジャーナル』2021年1～12月号に連載された原稿に加筆修正を加えたものです。連載に当たっては多くの方からご支援をいただきました。連載開始直前の2020年12月に開催された第79回日本公衆衛生学会総会のシンポジウム「公衆衛生分野におけるナッジ活用の現状と可能性：政策への応用と産官学連携に向けて」でのディスカッションは，連載内容の参考になりました。一緒に登壇した池本忠弘様（環境省；日本版ナッジ・ユニット），春日潤子様（厚生労働省；シンポジウム当時は横浜市に出向中），福吉潤様（株式会社キャンサースキャン），そしてシンポジウムに参加してくださった皆様に感謝申し上げます。

　連載時や本書作成時には，なかなか筆が進まないこともありましたが，読者からの「楽しく学べた」「チラシや通知の作成に連載内容を活用した」という声に大いに励まされました。赤塚永貴様（NPO法人PolicyGarage）をはじめ，事例を紹介くださった方々のお陰で，具体的イメージをお伝えすることができました。医学書院の小林弘和様は，連載当初から私たちをずっとサポートくださり，素晴らしい編集をしてくださいました。心から感謝申し上げます。ありがとうございました。

2023年6月
著者一同

# 索引